La préparation à l'accouchement

Toutes les méthodes pour accueillir bébé en douceur

Benoît Le Goëdec

ISBN 978-2-7540-1578-3
Dépôt légal : 1er trimestre 2010
Imprimé en France par Pollina - L52323
Édition : Eugénie Rambaud
Mise en page intérieure : NPEG.FR
Mise en page couverture : Bérengère Renault
Illustrations de couverture et intérieur : Nathalie Jomard

Éditions First
60, rue Mazarine
75006 Paris – France
Tél. : 01 45 49 60 00
Fax : 01 45 49 60 01
e-mail : firstinfo@efirst.com

Site internet : **www.editionsfirst.fr**

Sommaire

Introduction

La grossesse et l'accouchement sont pour la femme les temps de tout un voyage intérieur. Un voyage où tout est à découvrir, à inventer, à vivre. Un voyage empreint de mystères, traversé de symboles individuels mais aussi collectifs. C'est pour vous un temps inouï et singulier. Une histoire où vous allez *porter*, sans intervenir, mais qui ne se fera pas pour autant en silence. C'est une étape longue et éphémère à la fois : neuf mois pour donner la vie, neuf mois pour naître à la vie de mère.

Cette histoire, la vôtre, est faite d'évènements qui s'enchaînent, de temps successifs. C'est aussi le hasard des occasions à saisir : celles qui vont vous marquer ou celles que vous laisserez passer mais qui toutes vont écrire une chronique, s'ordonner comme une mosaïque, une suite d'instants qui seront votre création. Et chacune a le droit d'explorer toutes les directions. Ainsi, sans rien omettre, l'histoire de votre maternité se forgera.

Le temps n'est plus le même. Les sensations sont nouvelles. Toutes les marques de la filiation changent. Votre corps, votre cœur et votre esprit sont en mouvement. Vous entrez dans un monde nouveau, étrange parfois, aussi bien pour vous-même que pour ceux qui vous entourent. Mais si vous allez vers l'inconnu, soyez tranquille : il ne s'y trouve rien que vous ne puissiez résoudre.

En effet, n'oubliez pas que vous portez en vous le savoir, la connaissance, les ressources pour y arriver. Cela fait partie des compétences de votre nature de femme. Peut-être aurez-vous à acquérir ou renforcer cette confiance en vous. Il vous faudra aussi être bien accompagnée pour que puissent se développer tous ces mouvements personnels: mouvement du corps, mouvement de l'esprit, mouvement de l'être tout entier, qui sont les mouvements de la vie.

Tout au long de ce parcours, vous serez amenée à rencontrer et côtoyer l'univers technique et médical, la science obstétricale. Il vous faudra le comprendre pour ne pas vous y abandonner entièrement. Il vous faudra vous y associer activement pour ne pas voir la naissance de votre maternité et de votre enfant mise au second plan derrière la dimension technique. N'hésitez pas à vous raconter, vous exprimer, poser des questions. Car lorsque la grossesse, l'accouchement et les suites de couches se passent bien, nous sommes dans une collaboration de savoirs: celui de la sage-femme, ou du médecin, et le vôtre. C'est dans ce respect et dans un échange qu'ils prennent toute leur dimension. Vous êtes un excellent moniteur de votre grossesse. Le corps médical interviendra pour confirmer, compléter, par ses examens, ce que vous ne pouvez que ressentir. C'est en cas de pathologie seulement qu'il prend la direction des opérations: cette confiance mutuelle favorisera les prises en charge médicales et vous permettra de bien les vivre.

Et c'est tout l'objet de la préparation à la naissance actuellement. Nous sommes bien loin de l'accouchement sans douleur du docteur Lamaze. Les séances s'intitulent maintenant « Préparation à la naissance et à la parentalité ». L'accouchement n'est plus la finalité des soignants mais s'inscrit dans la reconnaissance de tout un processus, un processus d'humanisation.

La préparation consiste donc d'abord en un temps d'information, d'explication de tous ces phénomènes nouveaux. Ce sera ensuite tout un temps de ressenti corporel pour mieux accompagner l'effort de l'accouchement. Ce sera aussi un temps pendant lequel vous réfléchirez à ce que vous vivez, ce que vous avez vécu et ce que vous allez vivre. Vous y trouverez une aide pour faire votre chemin et vos choix, un accompagnement et une sécurité affective qui vous permettront de mieux accueillir ce qui se présente à vous émotionnellement et psychologiquement.

Ce sera un temps de prise de conscience du fœtus, de sa présence et de ses besoins affectifs, un temps d'élaboration progressive de l'engagement et du devoir de présence et d'action dans lequel vous venez d'entrer. Ce temps vous permettra de gagner en sérénité, sûreté, confiance et liberté, et de vous définir par vous-même.

Tout cela est présent dans toutes les préparations à la naissance mais s'exprime différemment. C'est à vous qu'il revient de trouver celle qui semble vous correspondre le plus, notamment dans l'approche corporelle ; il n'y a pas meilleure préparation à la naissance que celle qui vous convient.

Je vous propose d'entrer dans le détail des principales préparations : la méthode classique, le chant prénatal, la sophrologie, le yoga, l'acupuncture, l'haptonomie, la préparation aquatique, l'ostéopathie et la méthode Bonapace. Il en existe d'autres : elles sont marginales, et consistent souvent en un mélange ou une récupération d'éléments présents dans les préparations détaillées ci-après. Vous pouvez les pratiquer, mais renseignez-vous bien sur les praticiens afin de ne pas être déçue, ou de manquer d'accompagnement ou d'informations – un manque qui ne se révélerait que pendant ou après la naissance.

acte
1

Les préliminaires

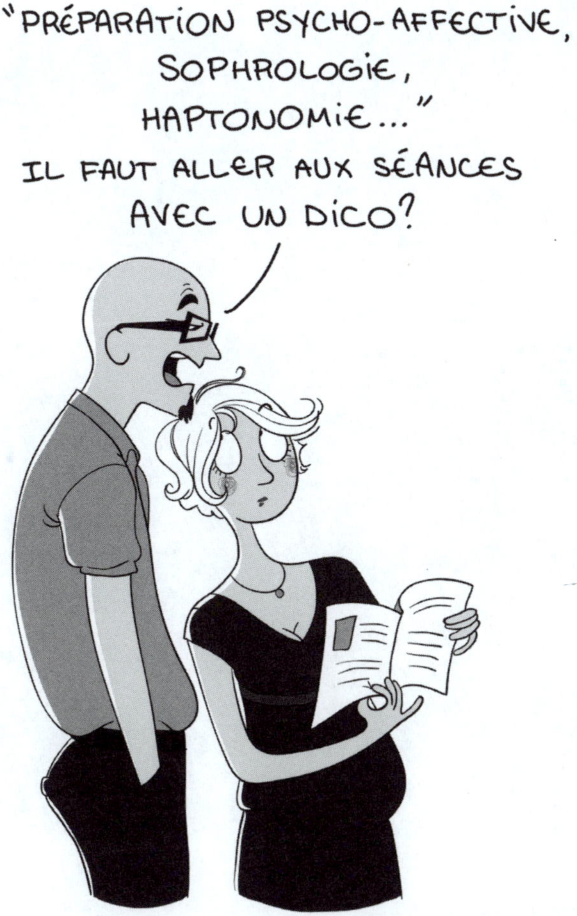
"PRÉPARATION PSYCHO-AFFECTIVE, SOPHROLOGIE, HAPTONOMIE..." IL FAUT ALLER AUX SÉANCES AVEC UN DICO?

Ouverture

Par le bien-être qu'apportent les séances de préparation à la naissance, une véritable prévention psycho-médico-sociale est assurée. La connaissance obstétricale et les prises en charge des patientes évoluant au fur et à mesure des avancées techniques, la pratique de la préparation à la naissance évolue à son tour.

Vous trouverez dans ce chapitre l'explication de certains termes utilisés au cours des préparations. Forte de ces notions, vous pourrez aborder en toute tranquillité les autres chapitres. Les réflexions qui suivent vont vous permettre de donner du sens à vos questionnements, de ne pas vous y enfermer. Posons ensemble les circuits d'un éclairage : à vous ensuite, accompagnée par les praticiens de la préparation à la naissance, de mettre la lumière.

Cadre légal

Faites attention de choisir les bons praticiens et ne confondez pas tous les ateliers d'exercices autour de la maternité avec la préparation à la naissance.

Cet accompagnement global nécessite une compétence, une spécificité. C'est pourquoi elle est réglementée : **ne peuvent faire de la préparation à la naissance que les sages-femmes ou les médecins.** D'autres professionnels peuvent intervenir dans le cadre de rencontres thématiques pluridisciplinaires (psychologues, diététicien(ne)s, assistantes sociales, puéricultrices). Dans tous les autres cas, on sort du cadre de la préparation à la naissance : il s'agit d'ateliers de travail corporel pour femme enceinte, avec des méthodes différentes, et de qualité variable.

Vous bénéficiez d'une prise en charge de huit séances au cours de la grossesse (un entretien prénatal précoce et sept séances) par la Sécurité sociale, car c'est un acte de prévention. Néanmoins, ne prenez pas la préparation, sous prétexte de cette prise en charge, comme un droit ou un simple avantage social. Elle implique une attitude active, un effort qui vous fait entrer dans une démarche personnelle, un choix éclairé. N'hésitez pas à vous renseigner, à téléphoner pour poser quelques questions avant de vous inscrire.

Les séances de préparation peuvent se faire individuellement (ou en couple), en petits groupes de deux ou trois personnes ou en grand groupe de quatre à six personnes. Les groupes de plus de sept personnes ne font plus partie de la préparation à la naissance et sont considérés comme des séances d'information pour femmes enceintes. Selon la réglementation, la première séance est individuelle.

Ces séances peuvent être effectuées à la maternité où vous accoucherez ou bien au cabinet d'une sage-femme libérale. Vous n'êtes pas tenue de les effectuer sur votre lieu d'accouchement, car une bonne préparation est une écoute singulière qui tend à vous rendre confiante et autonome et donc relève de votre choix. On ne vous y dispense pas une information sur le fonctionnement d'un espace hospitalier où vous devriez avoir la conduite conforme d'un bon élève. Ce n'est pas le « comment ça se passe ici », mais « comment ça se passe en vous » qui compte. La sage-femme ne vous dit pas comment faire mais vous guide de façon à établir en vous une confiance suffisante pour le réaliser vous-même.

Vous pouvez néanmoins éprouver le besoin d'être sur votre lieu d'accouchement pour rencontrer quelqu'un de l'équipe, découvrir et vous approprier l'endroit. Le choix vous appartient.

Tarifs

En exercice libéral, les tarifs pratiqués suivent une nomenclature définie par la Caisse nationale d'assurance maladie.

Actuellement (cela peut changer un peu en fonction des négociations), pour une séance de 45 minutes effectuée par une sage-femme, ils sont ainsi fixés :

- SF15 pour la première séance (entretien individuel), soit 39,75 euros ;
- SF12 pour les séances suivantes faites en individuel (ou avec votre conjoint), soit 31,80 euros ;
- SF11,6 à partir de la deuxième séance faite pour les petits groupes de deux ou trois personnes (les conjoints restent invités), soit 30,74 euros ;
- SF6, à partir de la deuxième séance pour les séances pratiquées avec un groupe de quatre à six femmes, soit 15,90 euros.

Les séances d'information pour les groupes à partir de sept personnes ne peuvent prétendre au remboursement par la Sécurité sociale.

Chaque sage-femme ou chaque médecin garde la possibilité d'ajouter à ces tarifs un dépassement d'honoraires. Il le fera en fonction de sa spécificité, du temps qu'il vous accordera… mais devra toujours au minimum vous en informer (par un affichage dans la salle d'attente) et même le justifier au-delà de 70 euros.

Recommandations

Le concept de la préparation à la naissance s'est petit à petit modifié pour englober de façon plus large l'ensemble de vos questions et de vos préoccupations, et ne se limite plus seulement à un moyen de prendre en charge la douleur. La préparation à la naissance est devenue un processus d'accompagnement du passage à la fonction parentale.

La Haute Autorité de santé, dans un avis de 2005, préconise une prise en charge globale et précoce des couples par le biais de la préparation à la naissance et à la parentalité. Ce temps d'accompagnement a pour but de favoriser votre participation active et celle de votre conjoint dans votre projet de naissance. Les séances vont vous amener à développer, à chaque stade de la grossesse et du post-partum, votre réflexion et un apprentissage spécifique.

Ces séances doivent être structurées pour répondre aux trois ambitions suivantes : prévention, éducation et orientation. Seront ainsi pris en compte vos besoins physiques, émotionnels, psychiques et sociaux dans le respect de votre histoire, de votre personnalité, et avec l'idée que chacune d'entre vous, quelle que soit sa situation, est douée de capacités et de ressources personnelles.

Elles doivent comporter un temps d'information, d'apprentissage de techniques corporelles vous permettant de vous adapter et d'accompagner les modifications corporelles de la grossesse (en particulier, des postures) ; de vous détendre et de prendre confiance en vous. L'accès à une information compréhensible vous est donné pour vous permettre de prendre des décisions concernant votre façon de vivre votre grossesse et votre accouchement, mais aussi pour que vous soyez actrice dans les prises en charge médicales, car les comprendre vous permet d'y participer. Peuvent vous être alors proposées des rencontres avec des acteurs plus spécialisés (psychologue, assistante sociale, médecin spécialiste...)

La préparation à la naissance s'attache à développer chez chacune d'entre vous les compétences parentales (nourriture, soins d'hygiène, protection de l'enfant...) et les ressources personnelles qui vous aideront à ne pas perdre vos repères, à gérer votre angoisse, prendre des décisions...

Une aventure à deux

La présence de votre compagnon aux séances est fortement encouragée pour qu'il puisse comprendre le déroulement de la grossesse, de l'accouchement et les techniques en usage. L'Organisation mondiale de la santé recommande même que les pères soient reconnus comme des acteurs à part entière, avec une attention et un accompagnement spécifique, particulier, et ne soient pas simplement reconnus comme des compagnons ou des soutiens. Il ne faut donc pas que le père hésite à venir et laisse à la personne animant la séance l'initiative de participer.

Ces recommandations articulent la préparation à la naissance autour de quatre temps :

- **un entretien prénatal précoce,** effectué individuellement dans le premier trimestre de la grossesse par une sage-femme ou un médecin. Cet entretien vous est proposé systématiquement autour du quatrième mois. Il peut être plus précoce ou plus tardif en fonction de vos besoins. Il est individuel, car il a pour vocation de dépister plus précisément vos vulnérabilités personnelles et familiales, de répondre à vos questions et de reprendre celles qui ont été peu abordées lors des consultations prénatales, et à partir de là, de vous donner une sécurité émotionnelle plus grande, prévenant ainsi les troubles du développement psychoaffectif de l'enfant. Cet entretien doit aussi vous informer sur les réseaux de proximité, l'organisation des soins médicaux, les modalités d'accouchement et les différents types de suivi postnatal (séjour en maternité ou sortie précoce).

  C'est aussi la porte d'entrée pour la préparation à la naissance.

- **des séances prénatales.** Elles vous accompagnent et vous guident à chaque étape de la grossesse sur le plan informatif et corporel. Elles vont vous permettre de créer des liens sécurisants avec les professionnels de santé, vous accompagner dans vos choix et vos décisions en ce qui concerne votre grossesse, la modalité de votre accouchement, le type de prise en charge de la douleur le cas échéant, la durée de votre séjour à la maternité. Elles renforcent aussi votre confiance en vous, en vos ressources, en votre savoir quant à l'accouchement et à la vie de mère.

  Ces séances s'assurent que vous bénéficiez d'un soutien affectif et, par la présence de votre compagnon, soutiennent la mise en place des liens parentaux, familiaux et de couple. Par l'information que vous y trouvez, vous allez renforcer vos connaissances sur le nouveau-né (pleurs, sommeil, alimentation...). Vous aurez aussi des informations et des discussions autour de l'allaitement maternel de façon à faire votre choix ou à être soutenue dans votre projet.

- **des séances pendant le séjour** à la maternité, individuelles ou collectives, thématiques. Elles vous permettent de vous raconter, de parler de ce que vous avez vécu, mal compris. Elles vous rassurent et vous accompagnent dans la découverte de votre bébé, la mise en place des premiers liens, les gestes de nursing.

- **des séances postnatales** à domicile ou à la maternité, après le séjour initial. Elles permettent de continuer l'accompagnement et la prévention à distance et de ne pas se retrouver trop tôt seule face aux éventuelles difficultés qui accompagnent l'arrivée d'un nouveau-né. Vous pouvez pour cela faire appel aux sages-femmes libérales, au réseau de protection maternelle et infantile.

Elles comprennent chacune un axe de dépistage, un contenu informatif, des repères pour la confiance en soi, une orientation sur les offres de soins. Cela doit être une préparation aussi bien physique que psychologique.

Quelques descriptions, définitions

Voici quelques éléments pour vous permettre de mieux comprendre de quoi la sage-femme parle dans vos séances.

L'UTÉRUS ET SES ANNEXES

L'utérus est un organe de forme plutôt triangulaire. Il est constitué d'un corps et d'un col. La cavité utérine est très petite. En haut, l'utérus se prolonge de chaque côté par les trompes avec, à leur extrémité, les ovaires. L'utérus se situe dans le petit bassin ou pelvis.

Lorsque vous êtes enceinte et que cet utérus est habité, les parois de la cavité utérine s'écartent ; l'utérus s'arrondit et s'adapte à la croissance fœtale. Très vite il sort de la cavité pelvienne (le petit bassin) pour devenir abdominal (dans le grand bassin). À la fin de la grossesse, il mesure, en hauteur, environ 33 centimètres. Il contient donc le fœtus, mais aussi le placenta, les membranes (poche des eaux), le cordon ombilical et le liquide amniotique.

Le col, long de 2 à 4 centimètres, possède deux orifices, l'interne (vers la cavité utérine) et l'externe (vers le vagin). Il est, de plus, tonique, orienté vers l'arrière par rapport à l'axe vaginal (postérieur) et fermé. Ses caractéristiques, son état sont appréciés par le toucher vaginal. Il contient plus ou moins de glaires, appelées le bouchon muqueux car elles l'obstruent et constituent un filtre supplémentaire par rapport au milieu extérieur.

Deux fines membranes, l'amnios et le chorion, tapissent la paroi de l'utérus. C'est la poche des eaux, le sac amniotique. L'enfant s'y trouve, baignant dans le liquide amniotique. Ce sac est fermé et il isole le fœtus du milieu extérieur. Il permet au fœtus de bouger facilement, sert d'airbag, d'antichoc, car il n'est pas compressible. Il maintient une température constante. Il est principalement produit par les urines fœtales. C'est pourquoi on dit que c'est une annexe fœtale et que toutes ses variations, en baisse ou en excès, sont des reflets de la vitalité fœtale.

Physiologiquement, ces membranes se perceront en fin de travail, quand la pression utérine sera forte. Parfois, le travail commence ou est précédé par cette rupture.

LES CONTRACTIONS UTÉRINES

Pendant la grossesse, les fibres musculaires utérines augmentent progressivement. En même temps se développent des ponts de l'une à l'autre. C'est pourquoi plus vous avancez dans le terme, plus les contractions vous sembleront fortes, car le nombre de fibres musculaires sollicitées chaque fois sera de plus en plus élevé.

La contraction utérine prend le plus souvent naissance au fond de l'utérus. Celui-ci dispose de récepteurs hormonaux spécifiques et de centres nerveux, ce qui lui donne une autonomie contractile.

Les hormones, œstrogènes et progestérone, ont un rôle dans la contractilité. Les œstrogènes rendent les fibres excitables et conductibles. La progestérone réduit la perméabilité cellulaire au calcium et empêche ainsi les ponts d'ancrage, véritables liens entre les différentes fibres musculaires. Elle entrave donc la synchronisation et la propagation de la contraction. L'ocytocine, une hormone sécrétée après le début du travail, augmente l'excitabilité des fibres musculaires sous dépendance des œstrogènes mais n'influe pas sur celles qui sont dépendantes de la progestérone. Elle n'est donc que stimulante.

Des prostaglandines jouent un rôle important dans l'induction des contractions et leur sensibilité dépend des variations des deux autres hormones. En revanche, les centres nerveux de la moelle ne semblent pas avoir d'influence, car une femme sous rachianesthésie ou paraplégique a des contractions utérines. Au contraire, les centres supérieurs cérébraux ont un certain rôle dans la sensation, comme le prouve l'efficacité de la préparation à la naissance.

→ À la loupe

Quand le muscle se contracte, comme tout muscle, il se raccourcit. L'utérus ne présente aucune attache osseuse, il est constitué de fibres musculaires longitudinales, circulaires et obliques. La première sensation de votre contraction sera donc un resserrement. Puis, si vous posez la main sur votre ventre, vous sentirez que votre utérus est tout dur. Enfin, en le regardant, vous verrez qu'il change de forme, comme s'il moulait le bébé. La contraction utérine n'est pas forcément douloureuse. Son intensité dépendra du nombre de fibres musculaires contractées en même temps.

Vous pouvez avoir des contractions pendant la grossesse, mais leur mécanisme n'est en général pas synchrone, ce qui les rend inefficaces sur le col. Vous en avez au réveil lorsque vous passez de votre tonus de repos à celui d'éveil. Vous pouvez en avoir après un effort, une activité physique plus intense ; vous en avez souvent après l'orgasme sexuel. Vous exprimez aussi dans votre contractilité beaucoup de vos émotions ou de votre stress. Toutes ces contractions sont normales. Habituez-vous à vivre avec et n'en faites pas une pathologie.

→ Message d'alerte

Les contractions peuvent aussi être un indicateur précieux, lorsque vous dépassez les limites que votre grossesse vous permet. C'est ainsi qu'après une journée harassante ou stressante, vous sentez des contractions. Attention, car celles-ci signalent un excès, donc un risque. Vous devez revoir votre rythme de vie, adapter votre façon d'être à votre état. Prenez des jours de repos, ménagez-vous des pauses, laissez de côté les tâches qui ne sont pas urgentes ou importantes. Vous n'êtes certes pas malade, mais vous n'êtes plus la même, ni physiquement ni psychiquement. Au besoin, il vous sera prescrit un arrêt de travail pour une meilleure prévention.

→ Parlez-en

Si votre stress et les contractions qui en proviennent sont liés à des angoisses très personnelles, faites-vous aider. Parlez-en lors de vos consultations, de vos séances de préparation à la naissance. Ensuite, si ce soutien ne suffit pas, n'hésitez pas à solliciter un accompagnement psychologique, au moins le temps de votre grossesse et des suites de couches précoces.

Lorsque vous entrez en travail d'accouchement, l'utérus, sous la dépendance de l'ocytocine, a une contractilité autonome. Vous ne pouvez la réguler, espacer les contractions, les réduire ou les augmenter. Elles ne dureront jamais plus de quatre-vingt-dix secondes mais se rapprocheront et s'intensifieront au fur et à mesure de l'évolution du travail. Elles se répètent au début toutes les vingt minutes, et pour finir, au moment de l'expulsion, toutes les deux à trois minutes. C'est aussi à ce moment-là qu'elles atteignent leur intensité maximale.

Le bassin osseux, qu'est-ce que c'est ?

Le bassin est un canal osseux qui repose sur les membres inférieurs et soutient le tronc. Il est formé de trois grands os qui se réunissent par des articulations : le sacrum en arrière, les os iliaques sur les côtés et la symphyse pubienne en avant. On divise ce canal en trois parties : le détroit supérieur, le détroit moyen et le détroit inférieur.

Le détroit supérieur est un anneau osseux continu. Il est formé à l'avant par le bord supérieur du pubis, sur les côtés par la ligne de l'aile iliaque avant qu'elle ne s'évase, et à l'arrière par le promontoire, où la colonne vertébrale change de courbure pour former le sacrum, vers le bas. Le fœtus se trouve dans le grand bassin et devra franchir ce détroit supérieur pour pouvoir continuer sa descente et naître par voie naturelle. Les différents diamètres de cette partie haute du bassin devront donc être assez grands pour le laisser passer.

Le détroit moyen ou excavation pelvienne est une structure osseuse discontinue et présente juste une saillie, les épines sciatiques, rétrécissant légèrement son diamètre.

Le détroit inférieur est limité en haut par le bord inférieur du pubis, sur les côtés par les deux ischions, en bas par le coccyx. Entre ces points écartés, s'étendent plusieurs couches de muscles fermant l'excavation pelvienne et formant dans leur ensemble le plancher pelvien et le périnée.

➔ Et le périnée ?

Le périnée féminin est l'ensemble des muscles pelviens qui soutiennent les organes dans le petit bassin. Il est formé de plusieurs muscles, sur deux niveaux : le périnée profond et le périnée superficiel.

Il a comme rôle de soutenir les organes pelviens et de les maintenir à leur bonne place. Par leur contraction, ses muscles permettent de relâcher la vessie ou d'inhiber le réflexe anal lorsqu'un besoin d'uriner ou d'aller à la selle se fait sentir sans que cela soit à l'instant réalisable. Il participe au mouvement respiratoire : il se relâche à l'inspiration et se contracte à l'expiration. Il est aussi actif dans la sexualité pour votre plaisir et celui de votre partenaire. Enfin, il a un rôle mécanique sur les mouvements de rotation, de flexion et de déflexion du bébé lors de l'accouchement.

Il vous sera proposé de le faire travailler pendant la grossesse pour l'aider à fatiguer le moins possible sous la pression et le poids de l'utérus, ainsi que de le rééduquer en post-partum. Vous pourrez aussi apprendre à le masser en fin de grossesse pour l'assouplir et permettre une meilleure distension lors du passage de la tête fœtale, et ainsi prévenir les déchirures ou les épisiotomies.

LE TRAVAIL

Le travail d'accouchement, c'est tout le temps et le mécanisme nécessaires à la mise en relation de l'intérieur de votre corps avec l'extérieur, c'est-à-dire de la cavité utérine avec la cavité vaginale et du grand bassin avec le petit. C'est aussi le temps de la descente fœtale et de la naissance du bébé. Il est divisé en trois grandes phases : la phase de la dilatation, la phase dite d'expulsion et la phase de la délivrance placentaire.

Le temps de la dilatation est le plus long et peut durer de quatre heures à vingt-quatre heures, en fonction de la mise en place des contractions, de la proportion et de la présentation du fœtus, mais aussi de votre façon de le vivre et de l'accompagner. La phase d'expulsion, correspondant à votre poussée active, est la plus courte et peut s'étendre de dix à trente minutes.

La mécanique obstétricale

On définit par ce terme tous les mouvements effectués par la tête fœtale pour franchir le canal osseux qu'est le bassin.

Grâce aux contractions utérines, le bébé descend et rencontre des obstacles qui vont lui servir d'appui et de contre-appui pour adapter les diamètres de sa tête au détroit supérieur. Ces pressions lui font fléchir la tête. Il rapproche son menton de son sternum et présente l'arrière de son crâne. Il entre par le diamètre oblique ou transversal du bassin afin de ne pas être gêné par le promontoire en arrière (la saillie osseuse correspondant à la jonction du sacrum et de la colonne; voir l'encadré sur le bassin osseux ci-dessus). Au fur et à mesure de sa descente, il effectue une rotation et se met dans l'axe antéropostérieur, devenu, grâce à la concavité du sacrum, le plus grand diamètre osseux du bassin. La pression exercée par la tête fœtale sur la paroi postérieure du vagin, et donc sur le rectum, vous donnera ce qu'on appelle l'envie de pousser. La tête se défléchit en sortant, au niveau du détroit inférieur du bassin. Apparaissent alors le front, le nez, la bouche, puis le menton. C'est au moment de la déflexion et surtout au moment du passage du front que le périmètre et le diamètre de la tête sont les plus grands. Le périnée est alors tendu. Vous devez contrôler votre poussée, laisser le bébé monter doucement, pour protéger votre périnée. Une fois la tête sortie, le bébé effectue une rotation externe (elle-même due à une rotation interne des épaules). Il repositionne son dos du côté où il le tenait avant de s'engager dans le bassin et introduit ainsi les épaules, l'une après l'autre. Le reste du corps suit facilement.

Un bon placement du bassin vous permettra d'accompagner cette mécanique pendant tout le travail. Vous devez le centrer, remonter le pubis vers l'avant, quelle que soit votre posture, pour le mettre dans l'axe du bébé ; ensuite soyez mobile et choisissez vos positions selon votre ressenti ; enfin guidez bien votre poussée vers l'arrière et vers le bas quand le bébé sera engagé dans le bassin et qu'il vous en donnera l'envie.

Les contractions utérines sont indispensables, car elles sont le moteur qui permet l'évolution du travail et l'accouchement. Elles vont effacer et dilater le col par raccourcissement des fibres utérines longitudinales. La dilatation suit une période de raccourcissement et d'effacement du col ; il perd sa longueur. Puis, lors de la dilatation vraie, l'orifice interne va s'ouvrir jusqu'à se confondre avec la paroi utérine d'abord, s'y incorporant ensuite pour, à dilatation complète, être en continuité avec les fibres vaginales. L'évolution de la dilatation est mesurée en centimètres. La dilatation totale est de 10 centimètres. Les contractions vont aussi faire descendre le bébé, le pousser vers la cavité vaginale et vers l'extérieur.

Il faut une certaine intensité et un certain nombre de contractions par heure pour qu'elles agissent sur la dilatation du col. C'est pourquoi il est conseillé d'attendre qu'elles soient rythmées, assez soutenues et persistantes dans le temps pour aller à la maternité ou appeler votre sage-femme. **Deux heures de contractions toutes les dix minutes est le repère le plus souvent donné.** Attention de ne pas le prendre à la lettre ; réappropriez-le-vous et mettez-le en relation avec ce que vous ressentez. Si vous n'êtes attentive qu'à la théorie, vous risquez de partir trop tôt et ainsi de perdre de la tranquillité, de la liberté de mouvement... Vous saurez. Quand le travail a débuté, vous ne vous poserez plus cette question, vous suivrez vos sensations et vous arriverez à la maternité au moment opportun : ni trop tôt, ni trop tard.

➔ L'accueil à la maternité

Arrivée à la maternité, dites à la sage-femme pourquoi vous êtes venue maintenant (besoin d'aide, besoin de savoir où vous en êtes, besoin d'être soulagée...), car selon votre stade de travail et votre projet d'accouchement, elle choisira avec vous le lieu le plus adéquat pour vous accueillir. Est-ce le moment de rentrer chez vous si ce n'est que le tout début, d'aller vous promener, de vous installer dans une chambre de prétravail ou directement en salle de travail..., vous le déciderez ensemble.

Le signe principal de travail est l'apparition de contractions différentes de celles que vous connaissez déjà. Elles sont plus fortes mais surtout plus régulières. Petit à petit, elles se rapprochent et s'intensifient.

Un autre signe, mais plus rare et qui ne s'accompagne pas toujours de contractions utérines, est la rupture de la poche des eaux. Vous ne ressentez pas la rupture mais vous en prenez conscience par la sensation d'un écoulement d'eau, le liquide amniotique, incolore, plus ou moins abondant suivant l'importance de la brèche. (La poche peut en effet se fissurer ou se rompre franchement.) Quelle que soit l'importance de l'écoulement, que les contractions soient présentes ou non, vous devez consulter. Si cet écoulement suit quelques heures de contractions, vous abordez vraisemblablement la dernière partie du travail et l'accouchement peut être proche. S'il n'y a pas de contractions, il faut évaluer le risque infectieux, car l'intégrité des membranes n'est plus assurée et le milieu utérin se trouve en relation avec le milieu vaginal. Si vous ne portez pas de germe à risque de contamination et de développement dans l'utérus via le liquide amniotique, l'équipe de la maternité vous hospitalisera et laissera faire le temps. Souvent le travail débute dans les heures qui suivent. Sinon, selon des délais qui varient d'un service à l'autre, le travail sera provoqué.

➔ Bon à savoir

La perte du bouchon muqueux n'est pas un signe que le travail a commencé.

Quelques informations en bref

La préparation à la naissance consistant pour une grande part en une information à des fins de prévention médico-psycho-sociale, les quelques renseignements suivants vont vous permettre de préparer ou d'approfondir vos questions lors de vos séances de préparation.

VIE PROFESSIONNELLE

Quand votre grossesse se passe bien, vous pouvez continuer votre vie professionnelle. Essayez néanmoins d'identifier les tâches qui comportent des risques ou des pénibilités accrues. Demandez alors un aménagement de votre poste.

Faites aussi attention à vos déplacements et à vos trajets. N'oubliez pas que la pénibilité, physique ou psychique, peut valoir un arrêt de travail pour éviter qu'elle se transforme en pathologie. Enfin, votre temps de travail change : vous bénéficiez d'une heure de travail en moins, dite heure de grossesse. Renseignez-vous.

ALIMENTATION

La meilleure prévention pendant la grossesse est d'avoir une alimentation équilibrée, variée et saine. Celle-ci est alors suffisante et aucun supplément vitaminé n'est nécessaire. Seul l'acide folique est recommandé jusqu'à la treizième semaine de l'embryon en prévention des anomalies du tube neural.

En cas de carence, toutefois, et seulement dans ce cas, des compléments nutritionnels peuvent vous être prescrits :

- le fer en fonction du résultat de votre formule sanguine ;

- la vitamine D si votre grossesse se déroule en hiver (l'exposition à l'ensoleillement étant moindre) ou si vous portez des vêtements complètement couvrants.

Un supplément en vitamine A est contre-indiqué.

Certains aliments présentent plus de risques d'infection. Il vous faudra donc faire attention en les consommant, ou ne pas en manger.

Toxoplasmose

Le toxoplasme est un parasite que l'on trouve dans la terre ou chez des hôtes intermédiaires comme les ruminants. Le diagnostic de votre protection immunologique, qui vous indique si vous avez ou non déjà contracté cette infection, est vérifié dès le début de votre grossesse par un dosage des anticorps dans votre sang.

Suivant votre statut immunologique, si vous n'êtes pas immunisée, lavez bien ou épluchez les aliments qui ont été au contact de la terre. Lavez vos mains et les ustensiles de cuisine après toute manipulation. Vous devez bien cuire les viandes rouges, éviter la consommation de viandes simplement fumées. Lavez-vous soigneusement les mains après les soins des animaux domestiques.

Salmonellose

Conservez les œufs au réfrigérateur, et mangez-les cuits. Consommez les mayonnaises, les mousses, et globalement toutes les préparations à base d'œuf cru le plus vite possible après leur confection.

Listériose

Évitez les fromages au lait cru et ne mangez pas les croûtes. Évitez les poissons fumés, les graines germées. Préférez les charcuteries préemballées.

Thé, café

Le thé et le café peuvent être consommés mais avec modération.

Tabac, alcool, drogues

Ils sont à proscrire. Pour le tabac, il existe des consultations d'aide au sevrage tabagique spécialisées pour les femmes enceintes. Contactez-les.

SPORT

Mis à part les sports dangereux, comme les sports de combat, les sports à risque de chute ou la plongée sous-marine, vous pouvez continuer voire commencer une activité sportive pendant votre grossesse. Changez simplement d'état d'esprit, et oubliez la performance pour ne penser qu'à votre bien-être. Attention toutefois à l'aérobic qui peut susciter des contractions utérines.

VOYAGES

En avion : il n'existe pas de contre-indication, mais il convient de porter des bas de contention veineuse pour les long-courriers. De même, il est conseillé de bien vous hydrater et de marcher dans l'avion.

Si vous êtes enceinte depuis plus de trente-six semaines, renseignez-vous auprès de la compagnie aérienne sur la possibilité d'embarquement. Certaines compagnies refusent en effet de vous laisser embarquer, par peur d'un accouchement prématuré. Ce refus est plus fréquent sur les moyen- ou long-courriers. Mais le voyage en soi ne présente pas plus de risque qu'aux autres mois de votre grossesse.

En train : pas de contre-indication.

En voiture : attention aux longs trajets ; faites des pauses. N'oubliez pas que le port de la ceinture reste obligatoire. Placez-la sous le ventre, en avant, et non dessus.

SEXUALITÉ

Les rapports sexuels ne présentent aucun risque particulier. Adaptez-les à votre désir et à votre plaisir.

Quelques réflexions

Avant de détailler les différents types de préparations à la naissance, nous allons aborder quelques thèmes présents dans vos interrogations. Ces réflexions vous permettront de mieux aller à la rencontre de la sage-femme lors de vos séances, en ayant déjà, peut-être, mené un bout de chemin de votre côté. Vous retrouverez ces thèmes dans vos séances, chaque praticien les évoquant à sa manière, en réponse à vos demandes et dans une relation humaine directe.

Le corps

Notre corps nous est présent dès notre venue au monde. Chacun fera avec ce que la nature lui attribue : rond, long, informe, difforme, conforme, pris ou épris. Il est nôtre, intime, concret. Il est là, toujours avec nous, connu. Il est entre nous et nous-même, entre nous et autrui. Nous pouvons parfois le modeler ou le modifier, lui imprimer quelques empreintes. Parfois il nous échappe. Il est externe et interne, avers et revers, surface et profondeur, dur et mou. Il est bien sûr travail ressenti et conscient, mais il est aussi, pour certains organes, intérieur, travaillant à bas bruit. Il est tour à tour mobile ou immobile, sensible ou insensible.

CORPS ET ESPRIT

L'unité du corps ne tient pas seulement à la forme ou à la matière. Elle dépend de cette autre qualité qui le rend différent, l'union à l'esprit. C'est l'esprit humain qui en fait autre chose qu'un amalgame de cellules, qui l'anime. L'esprit a été défini comme le principe de la pensée ou de la vie, ou des deux à la fois. Son rapport au corps se pose en même temps que leur devenir commun.

Lorsqu'ils sont définis par la dualité, le corps et l'esprit sont distincts. Le corps et les sens peuvent tromper l'esprit. L'esprit peut dicter au corps sa conduite. L'esprit est léger, aérien, quand tout est harmonie. Il est lourd, ancré quand il entre en discorde avec le corps.

Définis, dans d'autres courants de pensée, par l'unité, l'esprit et le corps sont créés en même temps. L'esprit ne pense pas seul et le corps n'est pas obstacle à la connaissance. Chacun peut renseigner et enseigner l'autre.

➔ Témoignages

Charlotte

« À chaque étape de la grossesse, j'ai changé. Merci. Je ne suis plus la même, ni avec moi-même ni avec les autres. »

Béatrice

« Je me sens tellement bien enceinte que j'ai l'âme légère ! »

LE CORPS ENCEINT

Pendant la grossesse, votre corps change en un temps court. Son volume et ses formes se modifient doucement et inéluctablement. Le corps est transformé en son aspect, en ses formes et dans la perception que vous en avez.

Ce corps vous est à la fois commun, familier et inconnu, surprenant. Il se révèle sous un jour nouveau. Et de ce corps il va vous falloir redécouvrir la forme, les limites, en établir un nouveau schéma.

Cette investigation peut éveiller en vous des résonances affectives. La nouvelle image que vous avez de votre corps vous donne un nouveau rapport au monde et à vous-même. Votre espace intime prend une autre dimension.

→ Témoignages

Émilie

« Ça va trop vite. Je ne veux pas que ça se voie, cela me fait trop penser. »

Isabelle, sportive de haut niveau

« La grossesse, bof. Si mon mari pouvait porter la prochaine fois... Par contre, j'ai adoré accoucher. »

Au fur et à mesure du déroulement de la grossesse, l'interne devient petit à petit visible. De l'idée d'enfant, votre corps révèle la présence. Tout est courbes, rondeurs. Votre corps est rempli, habité par un autre corps. Chacun fait prendre existence à l'autre : par votre fœtus, vous êtes enceinte, par vous il reçoit les souffles de la terre et les couleurs du monde. Et votre corps prend vie : une femme enceinte et pourtant toujours deux, deux corps dont la particularité excède la totalité. Ils ne se fondent pas l'un dans l'autre, ils se contiennent, toujours différents et jamais indifférents.

Cette union est temporelle. À l'accouchement, séparé, chacun trouve ou retrouve son intégrité, son identité. Vous devenez mère en rendant réel au monde qui l'entoure l'enfant que vous portez et qui s'incarne alors dans son esprit propre, sujet à part entière.

C'est donc votre corps qui concentre tout. Il cristallise le subtil de l'esprit, il matérialise l'émotion. Il est une enceinte à l'intérieur de laquelle tout se rassemble. Il est un lieu, un espace, une ponctuation. Il est un corps-plaisir, un corps-désir, mais il est aussi un corps lourd, un corps douloureux parfois, un corps souverain toujours.

Pendant la grossesse, le corps changeant, le corps contenant, fait bouger l'esprit. Il vous invite à penser pour vous adapter. Vos émotions, vos peurs, vos joies, la relation à l'autre vont passer par votre corps. La nécessité d'en vivre les nouveaux contours va lever certaines énigmes de l'intime, de l'esprit. Le corps va partir à la recherche de ce qui a été éprouvé mais est aujourd'hui lointain. Vos sens vont s'aiguiser. Bien dans votre corps, vivant en harmonie avec lui, vous développerez votre sensorialité. Vous apprendrez à vous connaître et à mieux vous situer dans le monde.

➔ Témoignage

Léa

« J'avais l'impression d'être indestructible. »

La grossesse mais surtout les contractions du travail d'accouchement objectivent le corps, vous le font sentir. L'utérus réalise sa fonction. Il vous revient, à vous, de découvrir une nouvelle forme d'être, de vécu. Vous relierez le corps et l'esprit ; vous relierez l'expérience de votre vie à l'expérience de votre accouchement et vous en ferez une expérience totale. Vous tisserez un fil entre l'être et l'existence, un lien entre le concret et le mystère. Et tout cela s'entremêle à chaque étape.

Votre corps voit certains de ses mystères dévoilés par la science mais reste toujours à découvrir par vous-même, au-delà de la description de ce qui s'y passe. Projection de l'enfant à venir, réceptacle des ambitions en puissance ; mouvements perçus du bébé, toucher du conjoint, émotions et humeurs, plaisirs : vous pensez et raisonnez autant que vous êtes sensorielle et imaginative.

→ En pratique

Prenez conscience de votre nouveau schéma corporel à chaque trimestre de votre grossesse. Mettez-vous debout, fermez les yeux et passez vos mains sur votre corps. Explorez les nouveaux volumes, les nouvelles courbes. Puis faites la même chose en dessinant votre corps avec vos mains à 3 ou 5 centimètres de votre peau. Suivez les lignes de votre silhouette avec vos mains sans vous toucher et imprégnez-vous de ces sensations et de ces limites nouvelles.

D'autre part, commencez à prendre de la distance et de la liberté dans votre façon de vous tenir, de vous positionner, par rapport au regard que les autres portent sur vous ou aux attitudes que les coutumes vous imposent. Pensez que la posture qui vous est la plus confortable ne l'est pas par hasard et vous permet d'être plus à l'aise dans ce corps changeant.

La douleur

GÉNÉRALITÉS

Le thème de la douleur a de tout temps appartenu à deux domaines primordiaux : les blessures de guerre pour les hommes, les accouchements pour les femmes. L'accouchement a longtemps été considéré comme une épreuve que la femme devait traverser pour accéder aux joies de la maternité. Au Moyen Âge, l'Église a même pris position : la douleur est soit un châtiment, soit une rédemption.

Parallèlement, que ce soit par la magie, les rites, les croyances ou les plantes, l'homme a toujours essayé de soulager la douleur. Mais ce n'est que dans les années 1980 que la lutte contre la douleur devient un objectif, un droit.

Au moment de l'accouchement, vous faites l'expérience d'un travail corporel et de la sensation qui l'accompagne. C'est ainsi que dans la rencontre avec l'épreuve de la mise au monde, vous allez aussi faire l'épreuve de la vie et du monde. Les témoignages sont toujours empreints de douleur mais racontent aussi différentes façons de la vivre. Sans pouvoir soulager les douleurs de l'enfantement, la tradition a essayé d'aider la femme à les vivre, essayé de la protéger.

DESCRIPTIONS, MÉCANISMES

En général

Nos organes travaillent sans que nous les ressentions. Mais si l'un ou l'autre est atteint, nous avons mal. Dans ces situations, la douleur se révèle donc à nous parce que nous sommes agressés. C'est la douleur d'alerte ou de danger, un signal d'alarme qui va nous permettre de réagir. Elle peut être forte et désagréable, mais elle est indispensable et bienfaisante. C'est une douleur utile tant que la réponse cérébrale est juste, appropriée. Quand la réponse du cerveau n'est pas adaptée et que la moindre stimulation devient sensible, la douleur est nuisible. La réaction n'est pas conforme au message qu'envoie l'organisme.

Le mécanisme de la douleur trouve son origine dans les stimulations diverses de récepteurs nociceptifs. Ceux-ci transmettent différents messages, par toutes les terminaisons nerveuses, aux fibres nerveuses qui les acheminent jusqu'à la moelle puis aux centres supérieurs.

Des systèmes de régulation font que tous les messages ne seront pas douleurs. Il s'agit principalement d'une action par voie ascendante (de l'organe vers le cerveau), qui module la transmission entre les neurones et qui bloque le message dans la corne postérieure de la moelle, et du système opioïde (endomorphines), qui agit sur le système nerveux central.

Il existe des composantes diverses dans le vécu de la douleur :

- émotionnelle, du fait de la barrière subjective entre le plaisir et la douleur ;
- cognitive, du fait de tous les mécanismes mentaux qui influencent la perception ;
- sensorielle, par les mécanismes de transmission et les interprétations que chacun en fait ;
- comportementale, par les manifestations verbales ou non qui l'accompagnent, et que l'on observe aussi dans les postures, les mimiques, le teint ;
- culturelle, enfin.

Pendant l'accouchement

Mécanisme

Quand l'utérus se contracte, il se raccourcit, s'étire et stimule les tissus anatomiques voisins. Ainsi, suivant vos postures, la présentation fœtale et le stade de votre travail, les douleurs utérines peuvent être transmises dans le dos, parfois dans les cuisses.

Mais le plus souvent, elles sont ventrales. En début de travail, vous en éprouverez plus un inconfort, lié à la dilatation et à l'étirement de la partie basse de l'utérus, qu'une douleur. En fin de travail, la transmission à toutes les zones voisines change la sensation et intensifie votre douleur.

L'équilibre hormonal à la loupe

Lorsque vous êtes en travail, vous sécrétez de l'ocytocine qui amènera à son tour une sécrétion d'endomorphine (puis de prolactine, responsable de la sécrétion du lait, après l'accouchement). L'endomorphine est une substance naturelle sécrétée par le tissu nerveux et l'hypophyse, dont l'action est analgésique et analogue à la morphine. Vous avez, dans le même temps, une baisse importante de la sécrétion d'adrénaline.

L'adrénaline s'oppose à l'ocytocine. Tous les facteurs augmentant sa sécrétion vont perturber l'ocytocine et les hormones en dépendant. À l'inverse toutes les situations favorisant la sécrétion d'ocytocine sont importantes pour minimiser la douleur et faciliter le travail d'accouchement.

Ces situations sont :
- être respectée, avoir un espace d'intimité ;
- ne pas avoir froid ;
- pouvoir bouger ;
- ne pas être dérangée ;
- se sentir en sécurité affective.

Le jour de l'accouchement, vous serez confrontée à la douleur d'effort, celui du travail de votre utérus, organe trésor et organe atelier ; à terme, l'un de vos plus gros muscles. La sensation sera douce, puis plus forte, plus intense et petit à petit plus douloureuse, car elle progresse en accord avec l'intensité de la contraction utérine. Parallèlement, le temps de récupération entre deux contractions s'amenuise. Toute lutte, toute résistance ou perte de repères va agir sur cette douleur en la rendant plus précoce et plus difficile à vivre. Elle n'est plus uniquement liée à l'intensité de la contraction mais devient alors nuisible, envahissante.

Différents rôles

La douleur utérine répond à un phénomène naturel, physiologique. Pour certains, dans notre culture du plaisir, elle ne prévient de rien et n'a donc aucune utilité.

Pour d'autres, elle tient des rôles importants. Le premier est de vous faire savoir, de vous informer du début de travail de façon que vous puissiez vous replier sur vous, vous mettre en sécurité, vous donnant ainsi le signe qu'il est temps de vous rendre à la maternité.

Le deuxième rôle qui lui est attribué est celui de lien, de passerelle entre le statut de fille et celui de mère. Par la sensation que vous donne l'utérus en travail, vous mettez plus facilement fin à la symbiose que vous aviez jusque-là avec le fœtus. Cette sensation douloureuse signifie la rupture du lien physique. À partir des traces laissées par la sensation, jaillit et se tisse le lien à l'enfant.

Enfin, le dernier argument donné est que la douleur peut favoriser le lâcher-prise, empêche de refouler ou de contenir les conflits antérieurs et intérieurs, permet de régresser. Elle vous amène à une autre découverte de vous-même, à toucher vos limites et vos forces propres. Ce lâcher-prise, plus qu'une conséquence, serait alors la fonction de la douleur qui vous permet de sortir de toutes vos questions, vos incertitudes, votre raison théorique, et qui vous permet d'enfanter.

Pour mieux la vivre

Chacune d'entre vous en tout cas lui donnera ses significations. Si la douleur est un phénomène universel, chacun en fait sa propre expérience. Elle est totale, personnelle, intime. Elle vous engage complètement. Pour accompagner la sensation douloureuse venue de la contraction utérine, il vous faut déjà trouver du sens plus que des causes. Le sens, c'est ce qui va vous permettre de vivre la douleur en l'assumant, d'établir un lien entre son origine et ses fins. Vous pourrez alors suivre un chemin, discerner une voie, une progression, et ainsi éviter la stagnation, la crispation.

Puis vous exprimerez votre sensation douloureuse, et en l'extériorisant, vous pourrez alors la transformer. Vous la rendrez visible aux autres par votre plainte, sans qu'il vous soit pour autant nécessaire de la décrire. Votre douleur est vécue de l'intérieur, transmise à l'extérieur. Et c'est votre expression, votre plainte, qui permet de garder la relation à l'autre, de rassembler, de renouer ce lien particulier et sécurisant. La vie n'est pas muette. Comme vous êtes active dans ce que vous vivez, tout ce que vous manifestez devient expression. Le corps, le son, le geste peuvent dévoiler ce que vous ressentez. Et tout ce qui est dévoilé n'est ni perdu ni détruit. La plainte aide à appeler l'autre à venir vers soi, permet à la communication de naître spontanément. Le corps interpelle l'autre avant la mise en mots ; il devient une parole innée, support d'une communication par la plainte légitime. Celle-ci aide aussi à mieux vivre, aussi bien le corps douloureux que l'angoisse qui peut vous parcourir. Dans votre liberté d'expression, vous laisserez de côté tout ce qui est superficiel, éducatif. Vous allez sortir des protocoles inconscients, des contraintes que vous vous imposez d'habitude. Le lien se fait avec votre intériorité. Et alors, le corps s'ouvre plus facilement, l'accouchement est plus simple.

➔ Seule avec les autres

Parfois, dans l'expression de votre douleur, vous pourrez avoir l'impression d'être seule, mais vous préserverez en fait votre espace intime tout en ayant trouvé un médiateur... Vous serez absente au monde, centrée sur votre effort de l'enfantement. Et de cette absence, vous tirerez de nouvelles pensées. Souciez-vous de vous, et les sages-femmes se soucieront de ce souci que vous avez de vous.

Pour que cette douleur ne soit pas qu'agression, vous allez devoir vous pencher sur elle, la faire vôtre. Il vous faudra faire corps avec elle, éviter que le corps ne se crispe. Sortir de l'idée que vous vous en faites pour aller à la rencontre de la réalité, faire votre apprentissage, votre propre opinion, d'une contraction à l'autre. Laissez-vous aller, travailler votre contraction et la douleur qui l'accompagne, en son centre ; laissez vos expressions libres. Et si vous ne pouvez l'oublier, vous pourrez aller autre part, vous n'en resterez pas prisonnière.

→ Témoignage

Anne

« Moi je n'ai pas du tout souffert, mais qu'est-ce que ça fait mal ! »

La montée en puissance de la douleur signifie que l'utérus entre en travail. L'intensité des contractions utérines s'accroissant pendant le travail, l'intensité de la douleur le fera aussi. Il vous faudra laisser le corps s'adapter : il se tord, s'enroule, s'étend. Il vous faudra être plus sensorielle que mentale. Car plus vous luttez contre l'utérus, plus c'est difficile. Il vous faut être en souplesse, en faiblesse autour de l'utérus, laisser faire pour dépasser la douleur. Mais ce laisser-faire n'a rien de passif. Il est plein d'une énergie mobilisatrice, une énergie qui vous pousse de toutes ses forces vers son achèvement, la naissance de votre enfant.

Il vous faudra éviter que le corps ne cristallise la douleur. Vous allez affronter des luttes, des pulsions, mais vous trouverez chaque fois à vous surpasser et à poursuivre le chemin. Tout vous est permis, tout vous est possible, car même si quelques pas compromettent l'équilibre installé, ils sont aussi créatifs et mouvements de vie.

C'est en accompagnant vos sensations, en choisissant les postures favorables pour vivre l'effort de l'utérus que vous y parviendrez au mieux. Vous allez rendre au corps son mouvement, reprendre de la liberté dans ce rythme de l'effort et du repos, de la douleur et du soulagement, de la plainte et du silence. Et petit à petit, dans la rencontre avec chacune de vos sensations, vous allez vous adapter avec habileté et ingéniosité. Grâce à cela, vous trouverez les réponses les plus appropriées à ce que vous voulez vivre.

Ne vous résignez pas à la douleur, essayez de la transcender, car cela vous permet de garder la capacité de prendre des décisions. Et dans la douleur de l'effort de l'utérus, comme dans le cri d'amour, vous allez exprimer votre propre existence, à la fois revendication de présence et abandon, absolue confiance.

→ Témoignages

Paola

« Oh ça fait mal, mais quelle force j'y ai puisée pour vivre les difficultés de la vie ! »

Florence

« Je me suis dit à chaque fois que je risquais de perdre pied : Tu seras prête à tout après ça... »

Mais tout ne vous convient pas, et prendre conscience de la douleur, même si cela peut aider à la vivre, ne la supprime pas. Alors, la douleur devient parfois difficile à accompagner.

La soulager

> **→ Témoignage**
>
> **Paule**
>
> « À un moment, j'ai dit stop, j'arrête, je n'en peux plus. Après la péridurale, j'étais bien, tranquille. »

Si c'est le cas, de toute notre intelligence technique, nous allons vous soulager, éliminer la douleur pour que vous ne vous y abîmiez pas. Vous demanderez à bénéficier de l'analgésie péridurale. Soulagée, vous serez plus détendue. Mais la péridurale ne change que la douleur ressentie. Vos émotions sont les mêmes, la mécanique corporelle reste la même, votre accouchement se poursuit. Restez alors active, présente à ce que vous vivez, dans une dynamique du corps (postures, mouvements...). Vous pouvez et devez l'être, même dans une sensation modifiée, pour ne pas être spectatrice de votre état. Car sinon, vous risqueriez l'ennui. Et l'ennui, c'est l'absence de désir, la douleur de ne plus être, la perte du lien, de la conscience du temps.

> **→ Témoignage**
>
> **Hanna**
>
> « J'ai continué à penser à mon bébé, à parler de notre naissance. Je ne me suis pas du tout ennuyée. »

Sachez simplement définir vos besoins dans votre temps. Vous allez refuser ou accepter cette technique. Mais si vous dites oui, il vous faudra rester libre de choisir le moment : « Oui quand... »

➔ Témoignage

Louise, à qui l'anesthésiste a déclaré qu'il lui faisait tout de suite la péridurale :
« Quand il m'a piquée, je me suis dit qu'il me faisait un coup dans le dos ! Ce sont mes sentiments qu'il a anesthésiés ; la prochaine fois c'est moi seule qui déciderai. »

L'anesthésiste cherche à soulager et se heurte à tous vos signes de souffrance. Et si la douleur n'est évidemment pas rédemptrice et reste donc inutile de ce point de vue, il ne faut pas que le soignant vous fasse perdre la possibilité de trouver un sens dans la sensation qui l'accompagne. C'est aussi pour cette raison que les anesthésistes ont amélioré leur technique : ils soulagent tout en préservant les sensations. Mais dans la question du choix doit être contenue la question du temps du choix. Le corps n'est pas seulement un objet. Il ne faut pas d'emblée que la profession médicale préjuge de votre capacité à accompagner votre travail d'accouchement. Il faut de plus que la sage-femme et l'anesthésiste intègrent tout ce que vous sous-entendez dans votre expression. Ils ne doivent pas s'en tenir à cet utérus douloureux mais accepter ce qui est de l'ordre de votre histoire, de votre intime, de vos mystères. Ainsi, le soulagement sera complet : corporel par l'analgésie médicale, psychique par l'aide et l'écoute.

➔ Témoignage

Élisabeth a eu une péridurale à 5 centimètres.
« Ce bien-être m'a permis de vivre sereinement la suite du travail et d'accueillir pleinement mon bébé. »

En respectant votre demande selon le rythme qui vous est nécessaire pour la formuler en toute liberté, les praticiens, quels qu'ils soient, auront fait de la péridurale un vrai progrès technique pour éviter à certaines d'entre vous de trop souffrir. Et vous irez alors, au-delà de vos difficultés, vers un lieu sûr : votre maternité.

→ En pratique

Il vous faut entrer dans le rythme des contractions. Vous avez deux temps : celui de la contraction, celui du repos entre deux contractions.

Le temps de la contraction est celui de l'effort, de la douleur. Tout muscle en travail consomme de l'oxygène. Le temps de la contraction sera le temps d'une modification de la respiration.

La respiration

Votre respiration va devoir se développer, s'amplifier. En fonction de l'intensité de la contraction utérine, vous aurez le souffle plus ou moins rapide, plus ou moins court. Il vous faudra alors permettre à la respiration de s'adapter au corps en travail, placer et libérer le souffle. Et puis si nécessaire, parfois, approfondir votre respiration. Mais tant que l'adaptation est naturelle, spontanée, ne modifiez pas la respiration et suivez-la, tout simplement.

Placez le souffle pour que votre respiration se modifie naturellement en fonction des besoins de votre organisme : cela veut dire laisser une amplitude diaphragmatique maximale. Et plus le diaphragme descend, plus le poumon s'emplit. Plus le diaphragme descend, plus tout ce qui est en aval s'associe au mouvement : le ventre se gonfle, le périnée se relâche quand vous inspirez. Le périnée se referme, le ventre rentre, le diaphragme remonte, c'est l'expiration. On parle alors de respiration abdominale. Elle doit être constante et sans effort pour pouvoir se modifier lorsque la contraction s'intensifie ou lorsque le stress amène à une surconsommation de l'oxygène. Elle le sera si vous centrez bien le bassin, si vous remontez le pubis vers l'avant. Vous devez trouver cela sans faire d'effort de maintien corporel. Vous jouerez donc sur ce qui est le plus mobile de votre corps entre votre tronc, votre bassin ou vos jambes pour trouver et maintenir un angle de 90 degrés ou, mieux, 70 degrés, entre le bassin et la colonne vertébrale.

- Assise et adossée, vous remonterez les jambes en les pliant ou vous enroulerez le bassin comme dans les postures qui vous font paraître avachie à d'autres moments.
- Assise sans dossier, sur une chaise, vous vous pencherez en avant.
- Allongée sur le côté, vous vous mettrez en chien de fusil.
- Debout vous marcherez ou vous vous pencherez en avant.
- À quatre pattes, vous aurez tout le poids du corps en arrière, la tête en avant, comme si vous étiez en prière.

Ainsi la respiration sera spontanément abdominale, oxygénante et capable de suivre les variations de la contraction utérine. Si la modification spontanée du souffle ne suffit pas, vous tonifierez l'expiration en la prolongeant et en la renforçant. Une fois vidé, le poumon se remplira naturellement et votre oxygénation sera optimale. Et vous recommencerez. L'inspiration sera toujours un peu plus rapide que l'expiration. Votre concentration pourra être dirigée vers la respiration comme sur toute autre chose.

La relaxation

Lorsque la contraction est passée, ressourcez-vous. L'intervalle de repos entre deux contractions n'est pas un temps mort, c'est une ponctuation dans le rythme, la pause ou le soupir en musique, le point-virgule de la phrase. Détendez-vous, prenez conscience des zones musculaires qui se sont crispées pendant l'effort et relâchez-les. Faites-vous caresser, masser, de façon à aborder la contraction suivante en étant la plus détendue possible. Plus vous récupérez dans la pause, plus il sera facile de vivre la contraction. Moins vous luttez pendant la contraction, plus il sera facile de vous détendre avant la prochaine. Et moins vite vous abaisserez votre seuil de perception douloureuse.

Le temps

PENDANT LA GROSSESSE

La naissance n'est pas un évènement, c'est un processus, une histoire qui commence avant la procréation, se poursuit pendant la grossesse et l'accouchement et se prolonge bien après. C'est un moment éprouvé, imaginé, symbolisé et inscrit dans l'histoire éducative et culturelle de chacun. Nous ne faisons pas les enfants, nous les attendons et les accueillons. Enceinte, vous êtes celle qui était, qui est et qui devient.

La grossesse n'a qu'un temps : elle dure neuf mois. Et c'est parce qu'elle a une fin qu'elle peut prendre sens. Neuf mois dans lesquels vous allez engager toutes vos forces. Neuf mois où vous serez en harmonie avec le cours imprévisible des choses, toujours entre l'attente et l'inattendu. Un temps qui passe et que vous ne maîtrisez pas. Il n'est même plus mesurable mais devient dépendant de toute la dynamique de ce que vous en vivez, consciemment ou pas. Et l'accouchement sera la jonction de ce temps de la grossesse avec celui de l'enfant venant au monde.

Laissez le temps faire son œuvre et vous verrez jaillir toutes vos forces de vie.

→ Témoignage

Aurore
« J'en garde quelque chose d'exaltant. »

Vous aurez besoin de retrouver votre rythme propre dans le temps présent pour vivre la situation à votre manière. Le vécu de la durée changera en fonction de votre qualité émotionnelle. Et cette durée éprouvée par la conscience est à respecter. Car en changeant votre qualité émotionnelle, la sage-femme change de surcroît votre vécu. Votre conjoint aussi ressentira le temps à sa manière et vous ne serez pas toujours dans le même vécu. Cette durée reflète toute la fluidité de la vie, le mouvement propre de l'être.

→ Témoignages

Garance, après un travail rapide : « Ça a été trop vite, je n'ai pas eu le temps d'accoucher. »

Jeanne accouchant, après des années d'infécondité, en vingt-quatre heures de travail : « Il me fallait du temps, je voulais en profiter totalement. »

Françoise qui vient d'accoucher après deux césariennes, par voie basse, sans péridurale : « J'ai vécu les plus difficiles et les plus longues heures de ma vie et aussi le plus beau jour de mon existence. »

L'évolution de votre vécu au fur et à mesure de la grossesse, de votre apprentissage, de vos changements corporels modifiera votre perception du temps. C'est ainsi que le premier trimestre peut vous sembler long, dans l'attente de sentir bouger le bébé, dans la peur d'une fausse couche. Le deuxième trimestre vous semblera court et le troisième trimestre, temps de l'attente de l'accouchement et de l'inconfort corporel, de nouveau long.

Tout ce que vous vivrez s'amalgamera, calmera ou amplifiera les choses. Tout ce que vous avez vécu du monde jusqu'alors est présent dans le monde que vous vivez maintenant. Et cela, à chaque étape de la grossesse. La durée perçue est cette forme invisible, mémoire du passé tendue vers l'avenir et enrichie par le présent. Vous ne penserez pas le temps, vous le vivrez.

PENDANT LE TRAVAIL

Quand vous serez en travail d'accouchement, vous obéirez au rythme de l'utérus. Vous n'êtes pas chef d'orchestre, vous êtes premier violon. Le muscle utérin s'est isolé. Il ne vous appartient plus, vous ne pouvez plus agir sur son fonctionnement.

Le travail va se déployer en une succession d'instants : contraction, repos, contraction, repos... Vous ne pourrez pas ramener la contraction à l'immédiateté. Vous ne pourrez pas non plus faire du repos une éternité. Ce n'est pas vous qui déciderez de passer à l'instant suivant. Chacun est relié à l'autre, la contraction au repos qui la suit ; le repos à la contraction qui le précède et à celle qui le suivra. Et c'est ainsi que le travail avance. Chaque contraction peut donc être passée, présente ou future mais n'est jamais indéfinie ni continue. Elles ne s'accumulent pas, elles se succèdent, même si elles laissent une trace dans votre mémoire. Et c'est cela qui vous permettra de mieux vous orienter dans l'évolution du travail, de mieux vous structurer et de mieux comprendre l'actuel.

Chacune des contractions utérines, dans leur succession, va vous placer entre mémoire et anticipation. « Oh, ça fait mal ; oh, ça va revenir. » Savoir ne pas rester dans celle qui vient de passer et ne pas anticiper la suivante permet de l'accueillir, de l'accepter et de la laisser passer. Soyez dans l'instant, non pas dans le désir illusoire de suspendre le temps mais dans la possibilité de mieux le vivre et de sortir de chaque contraction et de chaque intervalle de repos plus éveillée, plus forte. Faites-vous aider, si besoin, par votre conjoint ou la sage-femme pour vous situer dans le temps présent, pour savoir précisément chaque fois où vous en êtes et éviter ainsi de perdre vos repères.

→ Témoignage

Pierre, dès qu'il entendait le souffle de sa femme changer en début de contraction, se mettait à compter : 1-2-3-4-5...

Elle a dit après : « C'est parce qu'il comptait que je savais où j'en étais, que j'ai pu tenir jusqu'au bout. À 5 je savais qu'elle commençait à descendre. »

Puis n'oubliez pas qu'une quatrième dimension s'ouvre dans le temps : l'attente de l'évènement futur. Cela crée une force dans le temps présent, car il est promesse d'autre chose, de découverte de quelque chose de non advenu : la rencontre du nouveau-né, de ce nouvel être restant à découvrir. Et si vous deviez vous projeter, c'est vers cette étape qu'il faudrait regarder.

LE TEMPS DES SOIGNANTS

Dans le déroulement de la grossesse, vous rencontrerez aussi le temps comptable. Avant quatorze semaines, vous devrez avoir déclaré votre grossesse à l'Assurance sociale ; tous les mois des rendez-vous de consultations la ponctueront. Puis le corps médical découpera la grossesse en trois grands temps, ses trois trimestres, et en temps de risques, grande prématurité, prématurité, terme et post-terme. Vous allez donc souvent aussi compter ainsi. Mais veillez à ne pas rester prisonnière du langage scientifique. La dimension médicale et biologique ne doit pas prendre la première place.

N'hésitez pas, en consultation, à faire entrer la sage-femme ou le médecin dans votre temps, en posant vos questions. Car ils suivent un rythme de travail et d'organisation : dix à vingt minutes par rendez-vous. Ils ont donc tendance à courir vers le futur, en accélérant le présent et en tentant de le rentabiliser. Ils sont dans le temps productif, vous êtes dans le temps psychologique. Et votre rencontre ne doit pas être volée par tout ce qu'il faut gérer. Les temps de repos, les temps d'écoute ne sont pas des temps morts, ce sont des ponctuations nécessaires. Il y a de la place pour l'attente, la patience, l'écoute de l'autre. Entrer dans votre temps et vous permettre d'exprimer votre singularité, vos interrogations, votre angoisse passe, pour le soignant, par la suspension de l'horloge.

Votre praticien suit votre grossesse, il ne la dirige pas. Il suit le déroulement de votre accouchement, il vous suit dans votre histoire et ce que vous voulez en dévoiler. C'est-à-dire qu'il va vous accompagner, vous guider parfois, vous soutenir. Alors l'acte ne l'emporte pas sur la relation, la médication sur l'humain. Et la sage-femme ne perd pas son crédit, son essence : être celle qui, en obstétrique, porte la voix des femmes.

→ En pratique

Vivez les évènements comme ils se présentent, dans l'instant. N'anticipez pas les temps suivants, ne restez pas dans ceux qui sont passés. Pendant le travail, débarrassez-vous de la montre.

Les mouvements

MOUVEMENTS DU CORPS, MOUVEMENTS DE L'ESPRIT

Tout au long de la grossesse, vous passez d'un déséquilibre à un nouvel équilibre. Vous suivez le rythme de la vie qui imprime son mouvement en vous. Votre mouvement est intuition et perception sensible plus que raison. Vous allez par tous vos états corporels vous ouvrir et susciter des émotions. Le mouvement de votre corps va devenir mouvement de l'esprit. Le mouvement de l'esprit va devenir mouvement du cœur.

➔ Témoignage

Émeline

« Je suis fière de moi. C'est une renaissance, quelque chose d'unique qu'on ne soupçonne pas. »

En travail d'accouchement, vous ne réfléchissez pas à vos mouvements corporels. Vous créez en direct, découvrez sans penser, sans effort, sans théorie les mouvements qui vous soulagent, les gestes immédiats. Et ces gestes autonomes, loin de la technique, sont en lien avec ce que vous vivez profondément. Vous créez la vie par une métamorphose qui vous fait sortir de l'habituel, du banal.

Vous et votre bébé obéissez à un mouvement simultané et accordé. Vous êtes ensemble, et non en confrontation. Vos mouvements s'assemblent et se ressemblent. Vous devez donc diriger vous-même le choix de vos postures, ce qui est gage de plus grande facilité en obstétrique et obstétrique psychosomatique. Car c'est parfois l'esprit qui vous guide et vous fait entrer dans un état particulier, suspendu, où le corps n'est plus et où l'esprit tournoie. Vous n'êtes pas joie, vous n'êtes pas douleur, vous êtes femme parcourue d'émotions et de sensations précises. Vous ne savez plus qui, du corps ou de l'esprit, mène la danse.

AU RYTHME DE L'UTÉRUS

Entrée dans le rythme de l'utérus, vous dansez avec lui. Et lorsque votre corps est immobile, votre esprit ne l'est pas forcément. Le mouvement est alors plus doux, plus enroulé, plus tranquille. Le balancement est bercement, apaisant, harmonieux. Puis à la contraction suivante, il est de nouveau surprenant, saccadé, spasmodique.

Vous allez inscrire votre mouvement dans la conscience de l'utérus et vous y isoler pour pouvoir vivre la contraction. Dans ces mouvements d'adaptation, vous révélez la force de votre corps, puissance que vous n'envisagiez même pas. Vous allez bouger sans autre besoin que de vous soucier de vous. Et vous vous soucierez de vous sans en prendre conscience.

Vous étonnerez parfois en prenant des positions banales, anodines ou incongrues. Vous oscillez, vous vous dandinez, vous vous étendez ou marchez. Et si vos mouvements ne sont pas réfléchis, ils n'en sont pas pour autant incohérents. Ils s'ordonnent en fonction de la mécanique fœtale, du stade du travail, de la douleur.

➜ Témoignage

Olga, assise depuis un moment, tout à coup :
« Il faut que je bouge, vite, laissez moi bouger ! »
... et son bébé était engagé.

Tout autour du mouvement autonome de l'utérus, vos mouvements, vos choix posturaux sont guidés par une sensation, un vécu, une adaptation à l'environnement. Ils correspondront à une façon de recevoir ce que vous ressentez et de le présenter à l'autre.

MOUVEMENTS D'EXPRESSION

Toute l'expression passant par vos gestes, ces derniers enseigneront à la sage-femme ce qui se passe et se structure dans votre monde intérieur en ouverture progressive. Lorsque la sage-femme ne regarde pas uniquement le corps, elle s'aperçoit que vos gestes se déploient dans l'ouverture de la pensée.

Votre corps mouvant est aussi bien un langage traduisant l'émotion qu'un langage moteur d'intention. Vos mouvements s'entendent plus qu'ils ne se voient. Ils sont sonores, timbrés. Vos mouvements et postures donnent à voir, en dehors, le dedans. Vos gestes sont les lettres corporelles de l'alphabet particulier de votre esprit. Ils sont le témoin des réactions passionnées qui vous traversent. Vous revisitez toute votre histoire tout en investissant ce que vous éprouvez. Et toutes ces actions forgent l'histoire de la naissance, écrivent l'œuvre, la légende même de votre maternité et de la naissance de votre bébé. Cela a agi et vous en raconterez les images.

Tous vos mouvements s'étendent bien au-delà de votre lit d'accouchement, de votre scène. Vous façonnez votre propre temps, votre propre espace, votre propre paysage, sans cadre et sans contours.

→ Témoignage

Lou

« J'étais bien, comme shootée, ailleurs, loin du monde. »

Vos mouvements existent pour eux-mêmes. Vous êtes présente dans votre mouvement, dans vos choix de postures et pourtant vous ne les choisissez pas de façon réfléchie. Car si le mouvement que vous entreprenez interroge votre corps, votre pesanteur, le travail de l'utérus, il interroge aussi le subtil de l'esprit.

Le mouvement du corps n'est qu'un intervalle. Il en appelle toujours un autre. Tant qu'il y a de la vie, il y a du mouvement, même le plus lent. En accouchant, vos mouvements vont vous inscrire entre deux infinis, deux parts d'invisible, l'une qui précède, l'autre qui suit le moment de la naissance : votre vie de femme, votre vie de mère. Votre mouvement, bien qu'infini, n'est donc pas perdu. Il ancre ainsi la dimension humaine.

MOUVEMENTS QUI UNISSENT

Les mouvements que vous ferez en accouchant naissent de votre liberté d'expression. Vous vous abandonnerez au rythme de l'amour et du rêve, de la douleur et de la réalité, allant de l'avant. Ces mouvements seront aussi tournés vers l'autre, compagnon et sage-femme. Ils s'accordent, se prolongent, se serrent. Vos mouvements s'enracineront chez lui et vice-versa, comme dans une entente secrète et mutuelle. Vous solliciterez cette présence comme parfois vous vous en dégagerez.

→ Témoignages

Véronique

« Viens, ne me quitte pas, donne-moi tes mains et berce-moi. »

Charlotte

« Ne me touche pas ! » quand son mari tentait un geste tendre d'accompagnement.

Vos mouvements vont aussi prendre racine dans le fœtus que vous portez et qui se construit en vous. Votre grossesse vous fait découvrir l'autre en vous, avec ses mouvements, ses rythmes, sa vie propre. Inclus dans votre organisme et séparé. Vous êtes constamment ensemble sans jamais vous voir mais en vous percevant. Et toute la relation affective que vous engagez dans cette rencontre grâce aux échanges tactiles et sensoriels avec le fœtus est contemporaine de vos mouvements psychiques, par lesquels vous vous préparez et vous préparez l'accueil du bébé.

MOUVEMENTS DE SÉPARATION

Puis un jour, en passant par la nature qui est comme un intermédiaire entre vous deux, vous accoucherez de votre enfant et le rendrez réel. Ici commence sa propre histoire, son incarnation par la séparation d'avec vous.

→ Témoignage

Cécile, en terme dépassé

« Je ne suis pas prête, après il ne sera plus en moi, il ne sera plus qu'à moi. »

La coupure du cordon ombilical la signe. Et tous les liens que vous avez construits par la perception corporelle intime deviennent des liens psychologiques, relationnels, interpersonnels entre vous, le bébé et son père. De votre dualité vous passez à l'échange triangulaire. Vous entrez dans le nécessaire mouvement de reconnaissance de l'autre et de son individualité. Vos regards vont se croiser, se fixer, se soutenir et donner toute cette puissance de sécurité et de confiance mutuelles. Puis le bébé passant dans les bras de son père, le mouvement d'ouverture prend acte, la liberté lui est donnée. Et vous renaissez à votre condition en vous séparant un instant de votre nouveau-né ; vous êtes mère et femme. Il est donc préférable que votre compagnon, son père, le sorte le premier de vos bras. Sa maladresse est beaucoup plus sécurisante que l'adresse d'un soignant, car elle est porteuse de lien, pleine de tendresse, d'amour, de sécurité affective.

Et tous ces mouvements entremêlés créent les meilleures conditions de l'entrée au monde de votre bébé. Sans enceinte désormais, le nouveau-né va pouvoir se construire autre.

Être deux, être ensemble, être avec : ce sont tous les mouvements de la naissance.

L'angoisse

Face à toutes ces modifications, vous vous questionnez souvent sur votre capacité à les traverser et à les vivre. Tolérer cette primitivité dans laquelle vous plonge l'état de grossesse, c'est vous retrouver dans l'inconnu, dans une situation où vous êtes comme étrangère à vous-même.

Parfois il vous semble ne plus vous reconnaître ou vous comprendre. Vous contredisez même votre façon d'être habituelle, en étant plus sensible à certains évènements par exemple ou plus détachée de questions qui vous tenaient à cœur auparavant.

Mais petit à petit, en voulant avoir conscience de ce que vous vivez, vous allez vous ouvrir à une partie authentique de votre existence, et mieux vous comprendre par la suite.

➔ Témoignage

Clara

« Je n'ai jamais été aussi inquiète et en même temps je me suis découvert une force tranquille et une confiance profonde que je ne me connaissais pas. »

Proche du mystère des origines, vous êtes confrontée à une puissance naturelle qui se développe en vous. Et cela peut faire fondre l'angoisse sur vous. Soyez tranquille. Face à votre angoisse, il n'y a pas le néant : par votre élan de vie, vous lui donnez existence ! Et vous devenez un être libre, car dans cette prise de risque, vous créez l'harmonie avec vous-même, vous vous assumez pleinement comme personne ne pourrait le faire. Vous devenez proprement et profondément vous-même, authentique. À travers votre rencontre avec la maternité, vous allez vous réinventer, vous remodeler, réinterpréter le milieu dans lequel vous vivez. Vous vous êtes fondée, vous avez créé, vous avez pris un espace et une bouffée de liberté totale.

La peur de l'inconnu vous préoccupe aussi. Vous n'aurez connaissance de ce que vous allez vivre... qu'en le vivant.

Témoignage

Caroline
« C'est normal que j'aie peur, c'est l'inconnu absolu pour moi. »

Et si la constance des phénomènes, l'ancestralité de la naissance vous ramènent dans un ordre établi qui vous rassure un peu, l'universalité de la grossesse est vite bousculée par ce que vous vivez singulièrement.

Souvent aux prises avec une surveillance médicale importante et systématisée, vous finissez par croire que, sans la médecine, vous n'en êtes pas capable. Il ne faut pas douter de vous, perdre confiance en vous et en vos capacités naturelles, en votre savoir propre.

→ Témoignage

Karima

« Ma grand-mère et ma mère ont bien accouché et il n'y avait pas tout ça. Pourquoi moi je n'y arriverais pas ?! »

Vous portez le savoir de la nature, même si elle ne vous livre ses secrets que lorsque vous les aborderez. Certes, personne ne peut prendre votre place. Mais cette forme de solitude n'est pas un vide, c'est une évidence intérieure, un moyen plus rapide que tout autre pour créer et vous créer. Cette angoisse personnelle et cette solitude vous mettent à l'abri du monde extérieur, sont une parenthèse dans la vie quotidienne. Elles ne sont pas pathologiques mais sont de l'ordre du fonctionnement normal de la grossesse. Si quelquefois, elles devenaient trop présentes et difficiles à vivre, vous pouvez vous faire accompagner, voire solliciter un soutien spécifique.

→ Besoin d'aide ?

Une anxiété avec des troubles somatiques associés, des troubles du sommeil importants et précoces, un épisode dépressif, caractérisé par une perte de désir ou d'intérêt pour toute activité, demandent à être pris en charge de façon plus particulière et à bénéficier d'un suivi plus attentif. Votre sage-femme ou votre obstétricien vous proposent alors une consultation avec un psychologue ou un psychiatre travaillant en étroite collaboration avec eux. Cette aide plus appropriée que la simple relation d'écoute et de soutien vous permet de retrouver une attitude positive grâce à l'ouverture d'un dialogue et à un encouragement qui ne nie pas pour autant la situation dans laquelle vous vous trouvez.

Isolée dans votre être-dans-le-monde, tournée vers vous-même, vous découvrez un rapport essentiel au monde, vous êtes placée près de ce « quelque chose » le plus originel, le monde en tant que tel. Vous ne ferez pas simplement une acquisition de nouvelles informations, une nouvelle expérience. Vous approcherez un contexte originel de connaissances. Et c'est unique.

Puis, lors de l'accouchement, cette angoisse se transforme en sa valeur absolue : l'éblouissement, l'éclat de la joie née de la rencontre avec le nouveau-né !

→ Témoignages

Carine

« Dès qu'il a été là, j'ai tout oublié. C'était magique. »

Bénédicte

« Je remercie la vie de m'avoir permis tout ça. J'ai même pris un congé parental. Je ne peux pas m'arrêter là, il faut que je continue à le vivre ! »

Votre solitude accompagnée et ce qu'elle vous aura permis de vivre vont vous servir de tremplin pour accueillir votre petit dans un élan, une force primale de création de lien. Elles vous auront donné un capital d'amour à lui offrir.

→ En pratique

Développez tous les outils qui peuvent vous aider à vous relâcher. Le premier est la confiance en soi. Le suivant est la sécurisation affective. Soignez votre environnement : mettez de la musique, y compris en salle de naissance ;

modulez les lumières; installez-vous confortablement. Moins vous créez de tensions corporelles, plus vous vous constituez un univers qui vous convient, plus il sera facile de vivre et neutraliser vos angoisses.

Et puis apprenez et répétez des exercices de relaxation. Prenez conscience des zones musculaires résistantes. Par une pensée dirigée, une conscience de la tension puis une image de la détente, vous relâcherez ces muscles. Ou bien poussez la tension à son extrême et relâchez d'un coup.

L'accompagnement

Pour pouvoir être à l'écoute de tout ce qui se passe en vous, il vous faudra être accompagnée.

VOTRE COMPAGNON

Toute une part de ce rôle revient à votre compagnon. Sa présence autour de vous, le fait que vous vous sachiez attendue à l'autre bout du chemin, vous permet de vous y engager avec plus de confiance. Simplement parce qu'il est là, sans chercher à faire plus que d'être dans le même temps que vous, à sa manière. La certitude qu'un être très proche vous sait sur le point d'accoucher vous permet de ne plus être seule. Quand bien même il serait à l'autre bout du monde.

Témoignages

Antoine

« Je n'ai toujours pas compris, ma femme m'a dit: "Je te remercie d'avoir été là, tu m'as beaucoup aidée." Or je n'ai pas bougé de ma chaise, je ne pouvais pas me lever, trop ému, trop tendu. »

Djeneba, après avoir téléphoné à son mari qui est à 250 kilomètres pour lui annoncer le début de travail : « Je ne me sens plus seule, je suis sûre qu'il pense à moi. »

LES SAGES-FEMMES

Et puis il y a les sages-femmes, depuis la nuit des temps auprès des femmes, quels que soient leurs formations et leurs savoirs techniques. C'est la fonction de la sage-femme que de se soucier de vous. La sage-femme est inspirée du savoir humain, la science, et du savoir naturel, la physiologie. Elle fera en sorte que l'obstétrique, devenue spécialité médicale à part entière, ne prenne pas toute la place. Que l'affaire des femmes, magique et bouleversante, ne devienne pas qu'un objet de science. Elle veillera à ce que vous restiez un bon moniteur de votre grossesse.

La sage-femme et le médecin ne peuvent pas en effet faire l'économie de votre ressenti, car tout ce que vous connaissez en découle et la moitié de ce qu'ils ont appris vient de votre observation. La science obstétricale a appris du vivant, et lorsqu'elle intervient dans ce processus de la naissance, cela ne doit jamais se faire au détriment de votre capacité à mettre au monde.

Vous allez délibérer à partir de vos sensations et alors vous aurez les arguments, les réflexions pour montrer ce qui vous convient. La sage-femme, à partir de ce discours, de vos expressions, verra ce qui est le plus adapté à votre singularité. Elle sera à l'écoute de ce que vous proposez, de ce que vous opposez. Alors sa technique n'imposera pas son monde comme si c'était le monde, et la sage-femme appliquera ses gestes de dépistage et de surveillance sans altérer le sens de ce que vous vivez. Vous et elle réglerez vos choix selon ce qui vous paraît le meilleur. Et dans ce choix, même si vous abandonnez d'autres possibilités, vous serez satisfaite.

Il existe souvent dans les maternités des protocoles de soins. Ils permettent d'uniformiser les pratiques et aident à la décision des équipes médicales de consultations ou de services d'urgence. Mais ils ont leur place dans des situations spécifiques, où les facteurs de risques ont été dépistés ou bien la pathologie avérée. Dans la physiologie, l'état normal, le soignant doit les adapter à votre histoire et à votre situation, de crainte que, sinon, vous ne vous donniez plus de peine, que le travail ne se fasse plus dans sa globalité, physique et psychique. En imposant ces protocoles sans réflexion, la sage-femme crée un état de fait, prend la direction, et vous ne vous conduisez plus vous-même. Elle se substitue à votre réflexion et à votre action. Et dans cet abandon à la science, au savoir de l'autre, vous ne vous apercevez plus que c'est en vous abandonnant à vous-même que vous pouvez plus facilement y arriver, ou que vous pouvez tenter avec d'autres ce qu'il n'est pas possible de faire toute seule. C'est cela l'accompagnement : seconder, rassurer tout en vous permettant de rester autonome, concrète, individuelle. Au praticien de respecter votre singularité et vos décisions : à vous d'être courageuse, forte, pour gouverner, en l'absence de pathologie.

La sage-femme est celle qui vous donnera cette autonomie, cet espace de liberté dans l'institution. Et tout devient plus simple. Elle vous tendra la main, médiateur entre vous et vous-même. Elle vous permettra de vouloir librement, sans pression culturelle, sociale, familiale ou personnelle. Elle vous permettra de vouloir sans aucune détermination préalable à l'évènement, à chaque instant. Vouloir être vous-même, absolument, librement, toujours.

Pour cela, la sage-femme mettra aussi à votre disposition tous les principes, les outils, les pratiques qu'elle a elle-même à sa portée pour prendre soin de vous. Tout cela dans une coexistence, avec la souplesse ou la juste autorité nécessaire qui n'entrave pas votre liberté, vous laissant la possibilité d'aller dans ce temps de rencontre avec vous-même et avec le monde. Vous êtes alors en mesure de maintenir un éveil, une éthique philosophique, une ouverture spirituelle. Vous dégagez votre propre vérité, à l'aube de l'engagement dans la responsabilité éducative.

La sage-femme, à votre côté, va, grâce à votre présence et votre action, découvrir le jeu entre obéissance et raisonnement : obéissance au chef de service et à ses protocoles, raisonnement face à vous. Elle est alors libre de son savoir, libre de penser et d'agir, de raisonner. Elle peut ainsi plus facilement accepter les limites de l'institution tout en les faisant siennes, les rendant concordantes avec son vécu et le vôtre.

➔ Une relation d'écoute et de parler vrai

La sage-femme peut affirmer auprès de vous son idée, sa position, mais elle accueillera aussi toujours la vôtre. Dans ce dialogue, l'écoute, la compréhension, la sincérité vont mettre en harmonie le langage et la pensée, et faire de l'engagement de la sage-femme à vos côtés un acte authentique, un acte de confiance. Alors vous lui direz qui vous êtes.

Soyez vraie, libre de dire, même si votre parole est imprévisible, car c'est comme cela qu'elle est ouverte, unique et adaptée. Votre discours permet à la sage-femme de continuer à s'étonner de vos rencontres, d'une femme à l'autre. Votre liberté d'expression va lui ouvrir plus directement l'accès à l'individuel, va lui permettre d'aller au-devant de votre histoire, de vous accueillir dans un lien fort, une présence acceptée de ce que vous êtes, avec l'audace de vous aimer, avec le goût d'entreprendre avec vous ce bout de chemin, le courage de le vivre. Elle est simple, véridique. Elle met en place un discours de sage-femme à femme, une réflexion répondant à une volonté de réflexion, un savoir physiologique à une volonté de physiologie.

En posant avec vous la norme de ses actes, la sage-femme garde en permanence la conscience de ce qu'elle fait, pourquoi elle le fait. Elle sait saisir les moments où elle peut, pour mieux vous accompagner, continuer à réfléchir, continuer à ne faire que les actes nécessaires.

Et vous, vous allez alors pouvoir vous dresser, prendre la parole, agir dans votre globalité, dans votre réalité, dans vos désirs. En prenant votre autonomie, vous prenez petit à petit confiance en vous, vous préservez votre engagement, votre force d'émotions, votre regard intérieur, votre expérience propre. Vous amenez aussi le praticien à vous penser dans votre réalité, votre savoir naturel est reconnu. Et cela forge notre humanité.

Témoignages

Louise

« Toutes les femmes sont capables d'accoucher, même moi ! Merci de m'avoir donné cette confiance. »

En pratique

Vous ne connaîtrez pas forcément la sage-femme qui vous accueillera à la maternité le jour de votre accouchement. Alors créez un lien en arrivant. Racontez-vous, dites ce que vous ressentez, ce que vous voulez et ce que vous ne souhaitez pas, à cet instant, même si votre position change plus tard. Plus vous êtes active, plus la sage-femme s'engage avec vous. Moins vous vous exprimez, plus vous êtes passive, plus vous risquez, suivant la disponibilité du jour, d'être traitée en fonction des habitudes ou des protocoles de service. Fondez une relation unique.

Comme pour vous détendre, faites de votre salle d'accouchement un lieu qui vous appartient : jouez sur la lumière, l'ambiance, apportez de la musique, un coussin, bougez... pour qu'à son arrivée la sage-femme pénètre dans votre paysage intime.

Dans la grande majorité des maternités, une sage-femme s'occupe de plusieurs patientes en même temps. N'hésitez pas à l'appeler, à la solliciter sans attendre son retour si vous en avez besoin et qu'elle n'est pas près de vous. Faites-la entrer dans votre état émotionnel. Exprimez votre besoin d'aide, de sa présence, quand bien même elle ne dirait rien et ne ferait aucun geste. Elle est là, dans votre temps, dans votre espace, bienveillante et sécurisante.

Témoignages

Lise

« J'ai appelé et personne n'est venu. J'ai appelé encore… et j'ai crié, crié, j'avais perdu tous mes repères. »

Annette

« La sage-femme nous a laissés tranquilles, mais elle était là. On la sentait présente, assise auprès de nous, elle veillait, un geste, juste un mot, le bon, parfois. »

La technique

La mythologie grecque raconte que l'aventure technique de l'homme a pour origine son insouciance même, compensée ensuite par son intelligence. Mais elle le mettait en garde contre son désir de soumettre la nature. C'est ce que raconte le mythe de Prométhée : Épiméthée, frère de Prométhée, s'était vu confier par Zeus la mission de donner aux animaux des qualités naturelles. Il distribua la force au lion, la carapace à la tortue, la rapidité à la frégate, la possibilité de changer de couleur au caméléon, le venin à la vipère… Arrive son frère Prométhée qui, voyant passer devant lui un bipède sans plume (l'homme), demande : « Et à lui, que lui donnes-tu ? » Mais la besace était vide. Alors grâce à sa ruse, pour pallier l'étourderie d'Épiméthée, il déroba le feu aux dieux et le livra aux hommes. Il fut condamné pour cela à un supplice atroce et célèbre : avoir le foie dévoré, pour l'éternité, par un oiseau de proie.

Du fait de la faiblesse des moyens naturels dont nous disposons pour nous défendre contre les lois de la nature, mais de la grandeur de nos aspirations face à elle, la technique répond à un besoin vital. Notre instinct étant fort réduit pour affronter les dangers naturels, nous sommes condamnés, plutôt que de nous adapter à la nature, à adapter la nature pour y survivre, et ainsi à développer notre intelligence. La nature devient alors notre objet. L'homme, depuis toujours, invente des outils pour arriver à ses fins : il transforme ce qui l'entoure et utilise les objets ainsi créés. La technique est alors ce grâce à quoi l'homme maîtrise la nature. Ce par quoi il soumet la nature à la raison.

Dans la naissance et l'accouchement, la nature s'exprime en vous. La sage-femme ou le médecin persistent pourtant à vouloir la dompter. Ils doivent néanmoins, dans cette quête, garder un rapport avec le sujet que vous êtes. Il ne faut pas, pour limiter les effets de la nature, qu'ils vous réduisent du même coup à la condition d'objet, ce qui pourrait simplifier les choses mais risquerait de vous faire perdre toute conscience de ce que vous vivez. Il faut respecter l'agencement et l'harmonie de la nature tout en utilisant ce qui, dans la technique, peut vous aider, ou peut réguler ce qui est aberrant.

LA RENCONTRE DE DEUX SAVOIRS

Vous êtes, en accouchant, dans cette double dimension de l'immanence de la nature en vous et de sa transcendance. Vous ressentez et vous en prenez conscience. Vous avez une part d'animalité première, instinctive, sans jamais y être totalement réduite et perdre votre intelligence. Vous aurez donc à suivre vos sensations et à les exprimer pour que le praticien adapte sa technique.

Témoignages

Natacha

« Je suis allée aux urgences, car je sentais que cela n'allait pas, mais je n'arrivais pas à dire pourquoi. Ils m'ont fait un monitoring ; on a alors pu voir que mon bébé ne supportait pas bien les contractions et on m'a fait une césarienne. »

Valérie-Anne

« Je n'étais bien que debout et en marchant, alors la sage-femme m'a mis un monitoring sans fil. Comme ça elle pouvait surveiller et moi j'étais bien. Heureusement que cet appareil existe ! »

L'obstétrique est devenue une spécialité médicale. Tout est quantifié, mesuré, appliqué ensuite à l'ensemble de la profession. Le collège des gynécologues-obstétriciens publie en effet des avis qui se veulent des codes de conduite pour tous les praticiens. Or, ils préjugent avant tout du risque. La grossesse pourra être considérée comme normale une fois que vous aurez accouché, disent-ils. Mais si l'obstétrique est une science, la naissance est une histoire, la vôtre. La réussite de cette rencontre est le respect de chacun et des compétences partagées. Vous oscillez entre sujet et objet de science. Quand les soignants parlent de vous, il peut toujours s'agir d'autre chose. Vous êtes l'hypertension, la primipare, la grossesse normale.

Témoignages

Louison

« Tout va bien mais ils m'angoissent avec tous leurs examens. »

Lucie

« Plus ma grossesse était surveillée, plus j'avais l'impression de n'être qu'un utérus sur pieds. »

Mettez de la présence dans ce que vous vivez et dans le lien avec les praticiens de santé. Et la technique, bien que présente, ne prendra pas toute la place. Vous continuerez à être pensée en tant que femme et l'excessif désir de maîtrise et de pouvoir du médecin (désir qu'il partage avec presque tout être humain) sera allégé, raisonné.

Témoignage

Carmen, le jour de l'accouchement, dit à la sage-femme, entre deux contractions :

« Pas même en rêve, l'épisiotomie, pas même en rêve ! » La sage-femme sourit et lui dit que ce n'est pas systématique.

Dans le temps de la naissance, personne ne fait dire à la nature ce qu'il veut. On écoute la réponse qu'elle donne. Raisonnée, la technique se fait oublier. Comme le détail dans le vêtement : toute la tenue est transformée mais personne n'arrive à dire pourquoi. La technique devient un moyen pour vous de vivre les choses plus facilement et élargit votre espace de liberté. Et bien que faisant effraction dans votre intimité corporelle et psychique, elle ne vous prend pas la parole.

LA MÉDICALISATION RAISONNÉE

➔ Témoignage

Aïssata, à qui on a annoncé une césarienne parce qu'elle était depuis deux heures à dilatation complète et que son bébé n'entrait pas dans le bassin, raconte : « Je leur ai dit, d'accord, mais laissez-moi un peu d'abord. Et je me suis dit, ma fille, t'es en danger, reprends ta liberté. Et quand ils sont sortis, j'ai enlevé le monitoring et je me suis mise accroupie sur la table alors qu'ils m'avaient laissée allongée. Eh bien quand ils sont revenus, mon bébé pleurait entre mes jambes ! »

Comme la nature, la naissance a un caractère sacré. Pour devenir l'objet de toute intervention technique et de la médicalisation systématique, il a fallu qu'elle cesse de l'être. Redonnez-lui son mystère, son caractère vivant, animé. Tout simplement en vous mettant en avant, en exprimant ce que vous souhaitez, en ne vous faisant pas oublier. Vous ne vous mettez pas en danger en cherchant à comprendre et en osant dire ce que vous en pensez. Vous évitez seulement l'aliénation à la technique, l'inadéquation entre ce qui est nécessaire et ce que vous vivez. Cela s'inscrit dans toute une démarche et dans la conscience de bien vivre le présent et de préparer l'avenir. Redonner du sacré à l'acte naturel de l'accouchement, ce n'est pas le rendre intouchable. C'est refuser de vous mettre à disposition.

Témoignage

Perrine

« Je me questionnais sur mon choix de péridurale ou pas ; l'anesthésiste m'a dit qu'ici il y en avait 95 %, que donc c'était tout vu. »

Dans le monde médical, on ne parle plus de grossesse, de naissance ; on parle d'obstétrique à bas risque ou à haut risque, du taux de césariennes ou de péridurales. Nous devons réapprendre à contrôler notre maîtrise de la technique et l'utiliser à bon escient afin que, d'une espérance de mieux être et de mieux vivre, nous ne passions pas à un destin sans choix ; pour que la noblesse de la technique ne soit pas escamotée par ses dangers ; pour que personne ne soit prisonnier de l'alternative entre son application et son rejet sans nuance.

Car depuis toujours et pour longtemps encore, l'homme a le désir de savoir, de comprendre. Il se pose des questions. Face à vous, le médecin convoque tout son savoir le plus rapidement possible. Mais il lui est nécessaire de mettre sa science en suspens quelques instants pour accorder toute son attention à ce qui vous arrive. Les réponses seront alors appropriées, aussi bien du point de vue médical que selon votre vécu.

Les questions que le médecin (plus que les sages-femmes d'ailleurs) se posent, souvent vous les lui posez vous-même, mais en d'autres termes. Et vous ne prenez pas les mêmes chemins pour trouver les réponses. Pour vous, prendre conscience des mystères de la naissance et de la vie, les dévoiler se fait dans un rapport à la nature et à ce que vous en vivez, à la sensation et à sa conscience. Pour le médecin, cela passe par l'analyse, le langage, la description, l'objectivation. Et après avoir compris certaines choses, il se demandera en quoi c'est utile. Votre savoir et le savoir traditionnel sont une quête de la nature, une interrogation.

La technique médicale non raisonnée est une réquisition. L'investissement total dans l'acte technique, dont le soignant attend de multiples bénéfices, amène parfois à l'occultation de l'être.

> → Témoignage
>
> **Marie-Christine**
>
> « Les médecins hésitaient à me faire une césarienne programmée que je ne voulais pas. Mais ils ont dit que c'étaient les recommandations du collège, alors... »

MÉDICALISER N'EST PAS TECHNICISER

La médicalisation n'est pas la technicisation, mais le processus par lequel la médecine fait entrer dans son domaine des maux contre lesquels on ne pouvait rien faire auparavant. C'est aussi l'appropriation, par le savoir médical, d'instruments, d'outils, de techniques qui peuvent aussi servir dans d'autres domaines. La technicisation, c'est appliquer des outils purement techniques à une réalité qui fonctionne très bien sans eux. Les deux actions considérées séparément sont légitimes : la médicalisation permet de mieux soigner, la technique d'avoir les outils de pointe les plus efficaces. Quand la médecine constitue le fond de votre prise en charge, la technique en est l'instrument. Mais si la technique et ses outils forment le fond et le contexte, la médecine devient son instrument et le médecin un prestataire de services. Alors tout n'est plus légitime.

Témoignages

Patricia

« J'avais une contre-indication à la péridurale et la sage-femme a dû accélérer l'accouchement par l'hormone de synthèse. J'ai eu mal, mais c'était pour mon bébé et elle m'avait expliqué. »

Bertille

« La sage-femme a accéléré mon accouchement parce qu'on était nombreuses à accoucher. Ce n'était pas elle qui accouchait ! Moi, j'avais le temps. »

Ce n'est pas refuser la technique que d'affirmer cela ; c'est adapter à sa juste mesure nos progrès. C'est savoir respecter, observer, accueillir et parfois juste contempler. Car dans la plupart des cas, la grossesse et l'accouchement se déroulent normalement mais vous inquiètent, vous questionnent ; et vous soumettent à des désirs et des projets. La médecine confrontée à vos demandes, si elle n'y prend pas garde, y répond comme à des besoins et sort de son champ.

Témoignage

Vinciane, appelant une sage-femme après son retour à domicile :

« Je souhaiterais que vous veniez jusqu'au huitième jour, car j'y ai droit. »

Mais personne n'est dans un rapport droit-créance. Vous devez vous consacrer à votre vécu, intégrer ce qui se passe en vous. Cela vous permet aussi d'accepter vos limites et d'aller vers l'autre pour le savoir qu'il possède. Il y a alors recherche d'un terrain commun, acceptation de vos deux libertés, la vôtre et celle de la sage-femme ou du médecin. Et se construit une relation d'écoute et de confiance.

Introduire la technique dans la naissance, dans votre grossesse et votre accouchement, ce n'est pas contrôler tout risque en vous maintenant là où vous êtes. C'est, avec elle, vous permettre de trouver ce qui vous est propre, avoir un rapport authentique et vrai à ce phénomène naturel et faire votre chemin, construire votre histoire et celle de votre famille.

acte
2

La méthode classique

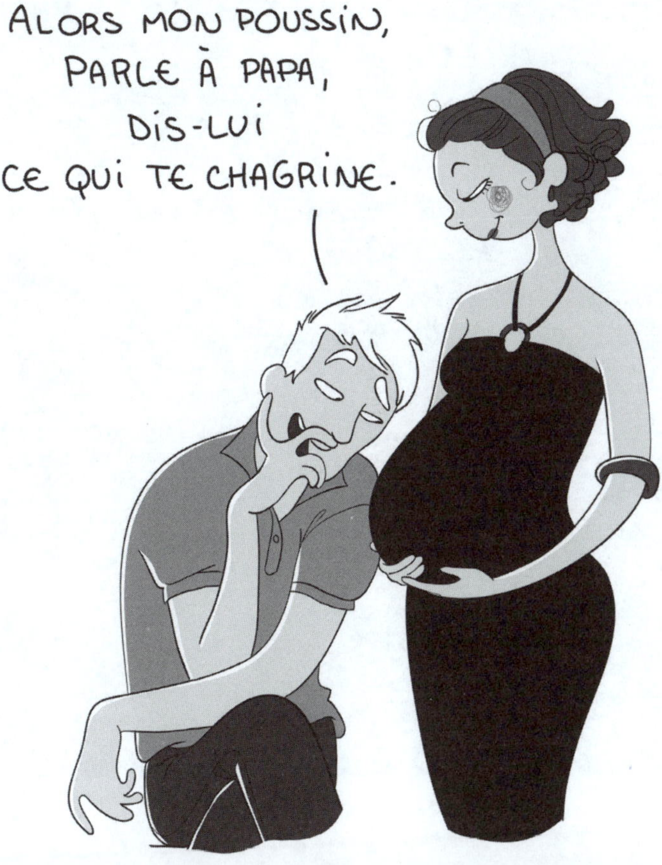
ALORS MON POUSSIN, PARLE À PAPA, DIS-LUI CE QUI TE CHAGRINE.

Ouverture

Elle était aussi appelée « accouchement sans douleur » ou encore « méthode psychoprophylactique ». C'est la méthode la plus ancienne, celle qui la première s'est intéressée aux femmes, les a considérées comme des actrices à part entière dans l'obstétrique médicale.

Ne la confondez pas avec les séances d'information pour femme enceinte, elle est devenue bien plus que cela : un véritable accompagnement préparatoire à la naissance, prenant en compte votre corps, vos émotions, votre psychisme, et vous donnant la force et l'autonomie nécessaires pour affirmer ce que vous souhaitez vivre.

Un peu d'histoire

Quand le soulagement apparut pour la première fois en obstétrique, ce fut sous la forme d'anesthésie au chloroforme, au moment de l'expulsion. Simpson, accoucheur de la reine Victoria, l'utilisa lors de la naissance du futur roi Édouard VII. Mais, si cette anesthésie n'empêchait pas l'expulsion spontanée de l'enfant, les risques pour le nouveau-né n'étaient pas moindres. Plus le temps de l'anesthésie était long, moins le score d'Apgar du nouveau-né était bon. La femme, par l'anesthésie médicamenteuse, n'était d'autre part soulagée qu'en perdant conscience. Les risques d'accidents n'étaient pas nuls.

Bon à savoir

Le score d'Apgar est coté sur dix. Il prend en compte la qualité de la respiration, sa réactivité, son tonus et sa fréquence cardiaque, chacun étant noté de 0 à 2.

C'est au XIXe siècle que se situent les origines de l'accouchement sans douleur, chez les médecins hypnotiseurs. L'hypnose est un état de sommeil apparent mais incomplet, provoqué par de la suggestion. Son caractère magique, son aspect surnaturel attiraient autant qu'ils divisaient au XIXe siècle, provoquant de célèbres controverses. De grands médecins français en furent adeptes, Freud s'y attarda, Pavlov étudia la physiologie des états hypnotiques.

C'est ainsi que des accoucheurs français eurent l'idée de l'utiliser pour supprimer les douleurs d'accouchement. Liébault dit avoir mis des femmes sous hypnose et avoir ensuite utilisé des suggestions verbales adressées à la patiente. La participation physique de la femme restait active, mais elle n'avait aucun souvenir de son accouchement. Le travail en hypnose, très empirique, fut vite délaissé en France mais continua à être utilisé ailleurs. Il connut même un regain de ferveur, enrichi de nouvelles connaissances en neurophysiologie.

Des expériences s'inspirant de l'hypnose réapparurent, mais sous une forme plus légère, la suggestion. Les séances étaient effectuées au cours de la grossesse pour préparer l'accouchement. On décrivait à la femme son attitude, sa conduite face à son accouchement futur, en opérant une sorte de programmation. Le travail se déroulait ensuite en état de veille. À la différence de l'hypnose à l'accouchement, l'hypno-suggestion passait nécessairement par une rencontre avec la future mère. Avec de bons résultats sur le temps du travail, Joire proposa, en 1899, de réfléchir à un moyen qui puisse être mis à la portée de la majorité des femmes et des accoucheurs. Mais ce n'est que cinquante ans plus tard que l'on commença à en voir l'application.

Read, accoucheur anglais, partit de l'idée que la contraction utérine ne devenait douloureuse que sous l'effet de la peur. Celle-ci venait du milieu social, familial, et elle était entretenue de génération en génération par le témoignage que les femmes se transmettaient entre elles, comme si chacune ne pouvait rejoindre la grande famille des mères que par le vécu d'une épreuve dont le dénominateur commun était la douleur. Elles se rejoignaient dans cette tradition de la douleur et de la souffrance et se valorisaient les unes les autres, initiées. Allant dans le sens des travaux de Pavlov, Read mit le système nerveux au centre entre le milieu intérieur, l'organe, et le milieu extérieur. Il proposa donc de travailler sur le psychisme de la femme et de revisiter le contexte éducatif. Ses idées ne furent pas du tout suivies.

Parallèlement, en URSS, les travaux de l'accouchement sous hypnose se poursuivirent. En 1923, Platonov et Velwoski présentèrent un rapport sur la suggestion hypnotique en obstétrique. Mais la mise en place pour l'ensemble des femmes resta très difficile. Influencés aussi par les travaux de Pavlov et les réflexes conditionnés, ils mirent au point leur méthode de préparation à l'accouchement. Ils n'utilisèrent plus la suggestion hypnotique mais le langage, en remplaçant par une autre parole ce qui, culturellement, pouvait influencer voire conditionner le comportement. Ce qui avait été construit par la parole pouvait être corrigé par une autre parole.

En 1949, les résultats furent publiés. En 1952, le docteur Fernand Lamaze, après un voyage en URSS, importa la méthode en France. Elle n'aura de cesse de se développer et recevra même l'aval du pape Pie XII. Elle se pratique encore de cette façon aujourd'hui mais s'est enrichie de connaissances nouvelles, psychologiques, psychanalytiques, environnementales, obstétricales...

Les principes

Si cette méthode visait d'abord à atténuer la douleur due aux contractions utérines, les progrès techniques dans la prise en charge de la douleur (péridurale) ont orienté cette préparation classique vers une approche plus globale, une mise en place de dispositifs d'aide et d'accompagnement.

Cette approche ne se limite pas à l'accouchement mais s'étend au concept total de la naissance. Elle s'attache donc à vous permettre de vivre au mieux votre grossesse, l'accouchement étant conçu comme une transition qui constitue, avec de solides bases, tout votre engagement dans votre fonction parentale.

Ce n'est donc pas une transmission passive d'informations et de renseignements. C'est un temps qui va contribuer à renforcer la confiance que vous avez en vous, votre capacité à trouver vos propres réponses dans les problèmes que vous rencontrerez peut-être, à demander de l'aide et du soutien. C'est une préparation qui cherche à vous rendre active, maîtresse de votre accouchement et, plus encore, de votre existence.

En ce qui concerne l'approche de la douleur, la méthode psychoprophylactique est fondée sur le rôle du langage comme excitant du cortex. Ses acteurs partent de l'idée que le corps a toutes les facultés pour s'adapter à la grossesse et est parfaitement préparé à l'accouchement, mais que le langage qui entoure cet événement crée la douleur. Cette douleur est déjà transmise dans ce que les autres femmes vous racontent ou ce que vous lisez dans les différents ouvrages sur l'accouchement. La sensation de la contraction est d'emblée définie comme douleur avant même d'avoir été expérimentée, y compris par ceux qui ne la vivent pas ou ne la vivront jamais, comme les hommes. La parole peut donc être bienfaisante ou dangereuse, suivant l'utilisation qu'on en fait. Elle est en tout cas douée d'une grande puissance. Il faut donc s'en servir pour lutter contre la douleur de l'enfantement en modifiant tout un phénomène de groupe, en détruisant ce qui a été construit pour reconstruire autre chose. Outre le choix des mots, la façon de parler, c'est-à-dire le timbre, la tonalité et la modulation de la voix, va avoir une action.

Les mots sont identiques à un excitant sensoriel et sont capables de changer notre humeur, de créer des situations épidermiques, d'amener le corps à se crisper ou à se détendre. Les organes réagissent de façon motrice, vasculaire, sécrétoire. Il existe aussi des réactions végétatives avec sécrétion d'adrénaline. Cette sécrétion augmentera vite dans une situation de tension, d'effort, d'attention importante, et sera plus difficilement excitable dans des états de baisse de la vigilance comme le repos, la relaxation, le sommeil.

Certaines paroles, en faisant résonner en vous des sentiments enfouis, plus ou moins conscients, vous feront réagir très rapidement. Ne pouvant connaître la portée de tous leurs mots, les sages-femmes ou les médecins vont devoir, chaque fois qu'ils sont en votre présence, faire attention aux traces que laissent leur parole ou leur geste. De votre côté, la préparation va vous aider à accueillir sans trouble ce qui pourrait être dit inconsidérément ou qui éveillerait des réminiscences entraînant un inconfort psychique.

Ce qui se passe dans une séance

Les séances essaient de diminuer toutes les peurs engendrées par le contexte social et familial. Elles vous amènent à une meilleure connaissance de vous, vous donnent des outils de relaxation et la possibilité de créer, autour de vous, un milieu protégé. Elles contiennent toujours une partie théorique, informative, et une partie pratique.

En théorie

Dans la partie théorique, on vous explique le déroulement physiologique de la grossesse, de l'accouchement et des suites de couches. Cet enseignement vous offre la possibilité de recevoir des informations simples, précises et justes. Il va alors vous aider à faire le tri dans celles que vous recevez de toute part, et de ce fait à lutter contre vos peurs. Les informations vous sont données d'une séance à l'autre, au fur et à mesure du déroulement de la grossesse. C'est aussi un temps d'échange où vous pouvez poser toutes les questions qui vous traversent l'esprit.

Il n'existe pas de modèle unique de préparation, car dans chaque séance le praticien met de son expérience et de sa sensibilité. La bonne préparation sait s'éloigner de la pure théorie pour s'adapter à la demande du groupe et de chacune d'entre vous. En effet, la théorie scientifique ne répond pas toujours à vos préoccupations immédiates, à votre univers psychique, à vos émotions. Le contenu d'une séance théorique est donc pédagogique et apporte en même temps un soutien psychologique.

Associée aux explications, cette écoute individualisée va vous permettre de développer une totale confiance en vous et ainsi de mieux vous adapter émotionnellement, psychologiquement et corporellement à ce que vous allez vivre. L'accouchement devient le résultat de deux attitudes actives : celle de la sage-femme mais surtout la vôtre.

En pratique

La partie pratique vous permet de développer des sensations corporelles et vous donne des outils pour les accompagner.

Ainsi, vous travaillez le placement du corps dans l'espace par rapport aux modifications de votre schéma corporel. Vous découvrez comment bien vous installer dans n'importe quelle posture pour une meilleure prévention des fatigues et douleurs lombaires ou lombo-sciatiques. Vous travaillez le placement du bassin, sa perception dans l'espace, la recherche d'un axe par rapport à la colonne vertébrale aussi bien pour libérer le diaphragme et placer votre souffle que pour favoriser la mécanique obstétricale.

Vous approfondissez le travail de la respiration, à partir de votre respiration naturelle. Vous découvrez et prenez conscience des muscles abdominaux utiles pendant la phase d'expulsion et ceux qui à l'inverse ne servent à rien.

Enfin, vous faites tout un travail autour de la détente, de la relaxation. Et c'est peut-être le seul élément qui soit réellement de l'apprentissage. Tout le reste est du ressenti, de l'éveil corporel. La relaxation vous met dans un état de relâchement des muscles volontaires et de détente psychique. Vous prenez conscience des différents groupes musculaires. Vous apprenez à les reconnaître, dissociés les uns des autres. Et en les visualisant, en les faisant fonctionner ou en évoquant certaines sensations, vous en obtenez plus facilement le relâchement. Il faut que vous arriviez à vous détendre vite, car le temps entre chaque contraction va diminuer au fur et à mesure que leur intensité va augmenter. Vite, et seule.

En bref

La préparation va donc vous donner la possibilité de vivre l'expérience de l'accouchement en toute conscience, en relation permanente avec le bébé, sans être débordée par la douleur.

Elle va développer votre confiance en vous, votre sûreté et votre sérénité dans la grossesse, l'accouchement et les suites. Elle permet de faciliter la transition vers l'état de mère et vers la vie avec un nouveau-né puis un enfant.

Témoignage

Gaëlle

« Je croyais que ce ne serait que de l'information, mais pas du tout. C'est très rassurant de comprendre ce qui se passe en soi et dans l'univers médical ; mais ce qui m'a le plus aidée, c'est tous ces temps d'écoute, d'échanges, de réflexion. Ça m'a permis de faire mes propres choix, de m'approprier mon accouchement. J'ai construit une véritable confiance en moi, une solide base, et j'ai pu la transmettre, créer une relation unique avec la sage-femme parce que je savais qui j'étais et ce que je voulais. Mon mari m'ayant accompagnée, il a pu lui aussi être guidé au fur et à mesure de ce qu'il vivait et comprendre mes doutes, mes envies. Je crois que toutes ces approches, ce n'est pas rien pour la suite, car cette confiance élaborée grâce aux séances, ça permet de ne pas s'inquiéter quand on ne comprend pas le bébé. Pour l'accouchement, le fait d'avoir travaillé la respiration, le mouvement, les postures à partir de ce qu'on ressent, ça évite d'avoir à réfléchir, à répéter une technique ; on peut se laisser aller. Et c'est beaucoup plus simple. »

acte
3

Le chant prénatal

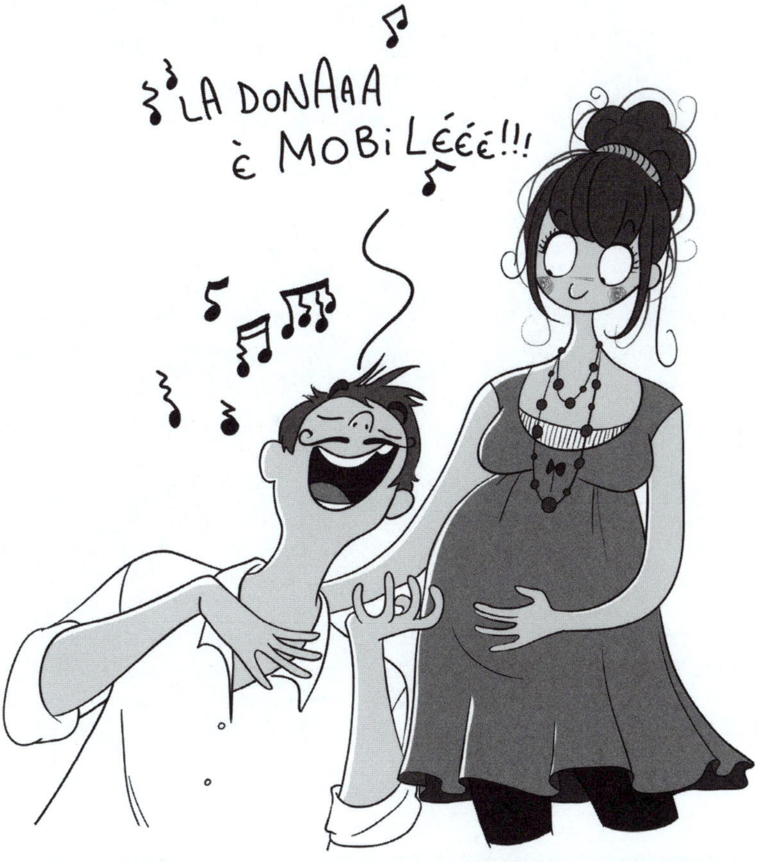

Ouverture

Chanter est un moyen de se découvrir, de s'ouvrir à l'extérieur. Cela passe par la prise de conscience du mouvement respiratoire et du son dans le corps.

Vous mesurez combien l'onde vibratoire vous envahit, vous détend, vous stabilise et nourrit votre bébé. Les temps de chanson complètent ce travail vocal et renforcent votre lien au bébé.

Un peu d'histoire

Depuis très longtemps le chant ou le son font partie de l'expression des femmes en train d'accoucher.

En Chine antique, les femmes enceintes devaient voir un professeur de chant pendant la grossesse. En Égypte ancienne, un chant rituel, dans des tonalités graves, accompagnait les femmes quand elles accouchaient. D'autres cultures encore ont associé le chant à l'évènement de la naissance, car le chant, prenant comme instrument le corps, est source d'harmonie. Parfois le chant est source de communication avec l'enfant. Dans notre culture judéo-chrétienne, des chants religieux étaient psalmodiés pendant les accouchements, pour permettre de se racheter de la faute originelle. Là encore le rythme était régulier, répétitif, le son monocorde et plutôt grave, pour mieux détendre.

À l'origine du chant prénatal est Marie-Louise Aucher. Cantatrice, elle créa la psychophonie après s'être promis de chanter jusqu'à la perfection en remerciement de la guérison dont elle avait bénéficié, à la suite d'un grave problème de santé. En chantant un jour dans une église, elle remarqua qu'à chaque note correspondait un point corporel qui vibrait. Le corps entier recevait les sons. Elle en fit un schéma sur quatre octaves et elle établit des correspondances avec certains méridiens de la médecine chinoise, notamment ceux du vaisseau gouverneur (toumo) et de la vessie. Elle appela sa méthode la « psychophonie », car celle-ci englobait les deux aspects, psychologique et vocal, bien plus que l'orthophonie.

Elle travailla en milieu hospitalier et aborda notamment la réceptivité somatopsychique aux sons, domaine où le chant grégorien pouvait lui servir de modèle, car il promenait la modulation mélodique sur des endroits sensibles chez le chanteur, qui correspondaient aux plexus sympathiques. Elle retrouva alors d'autres correspondances, avec les chakras, les méridiens énergétiques... Elle continua à travailler et à développer ses recherches notamment en milieu psychiatrique.

Puis un jour, rendant visite à une de ses élèves qui venait d'accoucher, elle fut frappée par le calme du bébé et par la précocité de son tonus neurologique. Lui vint alors l'idée que l'enfant recevait les vibrations in utero et s'en imprégnait. Elle proposa un travail pendant la grossesse. Elle confirma ainsi son observation : les enfants étaient plus pacifiques et le développement du tonus neurologique, plus précoce. Elle montra que l'équilibre de l'empreinte sur le système nerveux central était atteint quand les deux parents chantaient.

Elle développa par la suite avec une sage-femme, Chantal Verdières, une véritable préparation à la naissance pour un développement harmonieux du fœtus, un épanouissement de la mère et une aide à l'accouchement.

Les principes

Le chant prénatal a quatre vocations : apporter un bien-être par le chant pendant la grossesse, créer des liens avec l'enfant, préparer à la naissance en complément des préparations plus classiques, et faciliter l'accueil du nouveau-né.

LE CORPS, LE SOUFFLE ET LE SON

Le chant prénatal est un travail sur tout le corps. Ce dernier devient instrument de musique. Il n'est pas nécessaire de savoir chanter au préalable, de chanter juste ou faux, il suffit d'avoir envie de venir partager ces séances et ces découvertes. Si la grossesse est révélatrice de cette envie de chanter, profitez-en et prolongez-la dans le chant prénatal.

Les séances comprennent toujours un travail sur la posture : ancrage au sol, travail sur le bassin, sa liberté de mouvements, et le mouvement du corps qui accompagne la voix et la respiration. Cela vous aide à prendre conscience de chaque partie du corps, révèle ce qui se passe en vous et sur vous-même par le biais de la sensation et non par le mental. Cela reste un atout pour la vie future.

Vous ressentez par exemple que, suivant le placement de vos épaules et de vos bras, vous ne chantez pas de la même façon ; vous ressentez l'importance du soutien abdominal et pelvien dans votre équilibre... Et, petit à petit, au fur et à mesure de vos séances, vous remarquez des évolutions. Toutes ces sensations font partie d'un éveil corporel.

Le travail sur le corps et le son est intimement lié à la respiration. Il n'est pas question d'un apprentissage de la respiration, mais d'une observation et d'une écoute de votre mouvement respiratoire. Le son est indicateur du souffle, l'inspiration, de votre façon de respirer.

Les vocalises accompagnant le souffle permettent un lâcher-prise. Vous ne travaillez en effet pas dans la volonté de faire, dans la pression de bien faire, mais dans le laisser-faire. Le travail ludique du chant y conduit assez facilement. Votre respiration et les vocalises vous amèneront spontanément à des respirations costale ou abdominale. De temps en temps, des exercices plus guidés sont pratiqués afin de bien laisser l'air entrer.

Vous travaillez non seulement des vocalises mais aussi des sons plus libres, à la recherche d'une vibration dans le corps. Vous chantez le son qui vous vient et vous explorez les sensations vibratoires qu'il vous procure dans tout le corps. Ce travail est plus ou moins facile d'emblée. Cela dépend de vous, du groupe dans lequel vous êtes. Il vous faut chercher, aller et venir, parfois hésiter. Et en découle alors un intérêt supplémentaire, qui est un travail concomitant sur la confiance en soi : s'exprimer dans un groupe, s'entendre soi-même avec tout ce que cela peut suggérer.

Après cela vous prolongez plus facilement votre souffle par un son. Vous chantez. Il reste alors à projeter votre chant, le rendre accueillant, enveloppant. En faire un chant de bienvenue que vous pouvez chanter à votre bébé à la naissance.

Laissez aller vos émotions

Pendant la grossesse, travailler sur cette projection de la voix consiste à la dédier à quelqu'un, à quelqu'un qui n'est pas là et que vous pensez rejoindre par votre vocalise pleine de soleil et de bienvenue. Ne vous étonnez pas si parfois les émotions sont fortes et vous submergent. Chantez et acceptez-les. Racontez-les ensuite. Dites, si vous en avez envie, comment cela vous a touchée. Parfois, pour un même exercice corporel, vous avez des sensations contraires, voire d'une femme à l'autre, diamétralement opposées. Par exemple, pour un exercice d'ancrage au sol, certaines se sentent lourdes et d'autres légères. Mais ce que vous ressentez est toujours juste. C'est votre corps, toute sensation en résultant est authentique, car c'est une sensation personnelle. Il ne faut pas ressentir telle ou telle chose, il faut ressentir en soi ce qui se passe pour soi.

Tous les exercices de chant prénatal peuvent être faits dans un bon nombre de postures différentes : en marchant, debout, assise, à quatre pattes… ou encore en couple. Ces variations participent à la recherche d'une liberté dans la voix et dans le corps.

→ En bref

Le chant prénatal n'est pas un exercice thérapeutique, mais un travail sur la posture, le bassin, le corps, le bien-être... qui vous permet de vous découvrir, de trouver des sensations et des voies personnelles nouvelles et diverses. À partir de tout cela, les séances se poursuivent souvent par des échanges.

→ La naissance en chansons ?

Il existe bien un temps pour la chanson dans le chant prénatal, mais n'y venez pas pour vous constituer un répertoire. Ce temps de chansons intervient tardivement dans la préparation.

Il s'agit d'un temps d'échange, un temps où l'on partage quelque chose. Chanter ensemble amène les voix à se mélanger, les timides osent, les puissants s'adoucissent. Cela crée du lien.

CHANT ET RYTHME

Si le chant prénatal reste très musical, un travail d'approche par le rythme, par la pulsation existe aussi. Il y a en effet dans notre culture occidentale quelque chose de figé qu'il est bon de mettre en mouvement, particulièrement dans ce temps de la naissance. Vous pouvez le faire par les percussions, ou par le martèlement de vos pas sur le sol, tout simplement.

Vous pouvez vous accompagner en rythme avec votre corps, par des pulsations basses pour mieux vous ancrer dans le sol. Balancez-vous, de côté, d'avant en arrière. Bercez par ces balancements votre bébé. Jouez de vos rythmes personnels et pourtant liés aux siens. Dansez. Et parfois alors vos chants sont spécifiquement associés à vos mouvements. L'animatrice de l'atelier sera là, dans la pulsation qui permet de tenir le groupe, pour vous faire entrer dans les chants, si nécessaire. Utilisez les rythmes particuliers issus de ce lien entre vous et le bébé. Le rythme à trois temps, superposition de vos deux rythmes et fréquences cardiaques ; ce rythme qui rejoint celui de votre grossesse, ce chiffre qui multiplié par lui-même vous donne le chiffre sacré de vos neuf mois ; ce chiffre encore qui rythmera ensuite les phases du changement de composition du lait des mères (trois jours, trois semaines, trois mois). Ce rythme des berceuses qui endormiront, détendront ou consoleront votre enfant.

AUTOMASSAGE

Dans la préparation à l'éveil corporel, un automassage est proposé. Vous travaillez ainsi les postes d'amplification sonore par des tapotements : nez, visage, front, tempes. Vous massez les maxillaires, la bouche, la nuque pour que la circulation de l'air et du son ne soit pas bloquée. Vous effectuez aussi de petits sauts pour l'équilibre global. Puis vous vous tapotez le dos pour libérer les éventuelles tensions de sorte que tout le corps soit prêt à recevoir les sons.

La préparation à deux

On vous propose, dans les séances de chant prénatal, des massages à deux. Cela permet de transmettre à votre conjoint, au père de l'enfant à naître, ce qui peut vous aider pour la grossesse et le travail d'accouchement. Il peut lui-même d'ailleurs participer aux exercices et trouver un bien-être dans la vibration, la respiration. Le père va aussi, dans ces séances en couple, apprendre à chercher des positions, à les ressentir. Mais – et c'est peut-être l'essentiel – il montre, par sa seule présence, qu'il approuve votre choix et votre pratique. Cela vous permet d'être libre et d'oser le jour J, dans un univers différent, avec de nouvelles personnes, utiliser vos méthodes. Et la voix devient un toucher, fin, doux et puissant, sans palper. Une liberté qui permet d'enfanter.

LE JOUR J

Au moment de l'accouchement, tout ce travail global va vous aider. Vous aurez préparé pendant les séances des sons spécifiques. Pour les accouchements rapides, le son grave reste le plus utile, car il détend. Il en existe d'autres, car à la longue, celui-ci va vous fatiguer. Vous allez chanter sur une base grave avec un équilibre de sons, ouverts, qui vibrent dans l'aigu. Il faut vous amuser à chanter votre contraction, à exprimer votre corps de façon douce ou tonitruante. Chantez votre corps en labeur et, par le son, osez, cherchez. Certaines d'entre vous sont en voix blanche, chantent de l'intérieur. Vous pouvez être dans l'intime. Mais cet intérieur doit être un intérieur qui diffuse, pas un intérieur fermé sur lui-même. Le son ne doit pas aller contre la contraction mais l'accompagner, comme une amie, pour traverser la douleur. Ne cherchez pas à faire un son précis, laissez-le aller, au rythme de votre respiration naturelle et libre. N'allez pas chercher mentalement ce que vous avez appris. Votre boîte est pleine d'outils, vous prendrez le bon quand il le faudra. Ouvrez, par ce souffle et ce son, les possibles à d'autres types de naissance, au plaisir de la vivre, quand bien même la médicalisation devrait s'accroître. Sous péridurale, par exemple, vous avez moins besoin du son pour vous. Mais il reste un bon vecteur de présence au corps et de lien avec le bébé.

→ Oh hisssss !

C'est la vocalise particulière à la poussée, qui vous est enseignée dans les cours de chant prénatal.

Dans un puissant volume sonore, l'« oh » relâche le périnée et les muscles du bassin, le « hisss... » sollicite la ceinture abdominale avec une pression constante. Et c'est surprenant d'efficacité.

Dans la salle d'accouchement, le son permet une harmonie, un lien entre ceux qui le produisent. Il permet aussi de créer une bulle à la fois protectrice et accueillante. Le son envahit l'espace. Dans ce lieu, le son est comme un parfum qui se diffuse dans la pièce. Quand la sage-femme, ou toute autre personne du personnel soignant, entre, elle est imprégnée de cette ambiance, de ce son. Elle n'a plus besoin de parler, le respect de l'intime et de ce que vous vivez à ce moment est plus grand.

Pour le bébé en train de naître, comme pendant la grossesse, la vibration joue un rôle de massage. Le fœtus ne peut en ressentir qu'un bien-être, un contact, un lien, une sécurité affective, un accompagnement et une présence. Vous pouvez en plus porter l'amour, que vous avez choisi de chanter, dans vos mains. Posez-les sur lui au travers du ventre et puis touchez-le par la voix. Allez vers le bébé, vous êtes là avec lui, pour lui. Chantez pour lui. Associez éventuellement des images aux sons pour les diriger. Visualisez la lumière, l'onde vibratoire, l'écoulement par exemple. Sentez le son couler, descendre, aller avec lui au fur et à mesure de sa naissance et de votre accouchement. Et même en concentrant vos pensées et votre attention sur vous et ce que vous vivez, vous restez dans ce lien complet par la vibration.

À l'accueil du nouveau-né, on vous propose de chanter votre chanson de prédilection. C'est le chant d'accueil, doux moment pour tous. Après le tumulte de la naissance, le bébé est de nouveau enveloppé. Le chant va être sécurisant. Il peut aussi préserver le lien de votre présence quand l'enfant n'est pas contre vous (le temps des soins ou examens, quand il doit être surveillé en couveuse...). Les mots, les émotions sont portés par votre voix et cueillis par le bébé.

Enfin, le texte que vous avez choisi ou écrit est un bon moyen pour dire et transmettre des choses que les mots du langage habituel ont du mal à porter ou à véhiculer.

Si vous avez vécu de bons moments, poursuivez en postnatal. En général, il existe une continuité entre l'avant et l'après-naissance et ceux ou celles qui animent les ateliers de chant prénatal vous proposent quelques séances ensuite. Cela permet de retrouver une conscience du corps, de travailler de nouveau votre base, votre bassin, le portage de votre bébé et tous les gestes sécurisants. Et de continuer ainsi à être présente, à l'écoute de votre corps et de l'autre.

→ Ce qui se passe dans un atelier

- un temps d'éveil corporel ;
- un temps d'éveil vocal ;
- un temps de chanson ;
- un temps d'échange ;
- un travail plus spécifique orienté ou sur les postures ou sur l'accouchement, ou sur l'accueil du nouveau-né.

La séance dure environ une heure trente.

Deux exemples de chansons

COCON DE SOI(E)

Poisson ou bien sirène
Nage dans l'océan
Mère agitée ou sereine
Te berce tendrement

Refrain :
Source de vie, source d'émoi
Le jour la vie
Cocon de soi(e)

Parfois quand l'eau frissonne
Te chatouillant le front
Pour toi elle résonne
Des notes de mes chansons
Refrain

De jour en jour tu pousses
Et descends doucement
De ces dernières secousses
Tu naîtras mon enfant
Refrain

ET UNE CHANSON POUR LE PÈRE

J'ai mis ma main en demi-lune
À la quête de la fortune
Un coup de pied, un saut de joie
Ou de sentir ton cœur qui bat

Refrain :
Où que tu sois, que tu te caches
Que je te sente de mes doigts
Que tu danses comme un Apache
Je me présente devant toi

La main pesant sur ta tête
Qu'elle soit pour toi comme un mystère
Une chaleur ou un poids
Pour que tu saches un peu de moi
Refrain

Fais de ma main une aventure
Un souffle chaud une parure
Et si tu sens tout mon émoi
Fais-en ce que tu voudras
Refrain

J'ai mis ma main en demi-lune
Pardon si cela t'importune
Si c'est ma hâte que tu perçois
De te serrer tout contre moi
Qui que tu sois, toi qui te caches
Toi qui ondules sous mes doigts
Ma main voudrait que tu saches
Je suis fier d'être ton Papa

Don de Marie-Anne Sevin et Benoît Tulasne

→ Témoignage

Myriam

« Une réelle découverte. Je n'osais pas trop au début et puis je me suis laissée aller à vivre les sons. J'ai découvert une harmonie, un épanouissement, une confiance toute neuve. Comme si j'étais mieux posée sur le sol, inébranlable. À chaque fois j'en gagnais un peu plus. On sent le son envahir notre espace intérieur, nous envelopper, c'est comme mettre un coussin intérieur autour du bébé. Et puis quelle force ça a donnée au lien avec le bébé. Je le sentais réagir et pendant l'accouchement on n'a jamais rompu. Je chantais pour moi et pour lui. Les sages-femmes, elles étaient là, tranquilles comme si je les embarquais avec moi, envoûtées. Sur le coup elles ont été très disponibles et très à l'écoute. Et puis de voir mon mari faire les cent pas en faisant des vocalises ou en chantant avec moi, ça m'a tellement émue que je me suis complètement détendue. Mon bébé contre moi, c'était le bouquet final, grandiose, avec la petite chanson qu'on lui avait préparée avec son père ! »

acte
4

La sophrologie

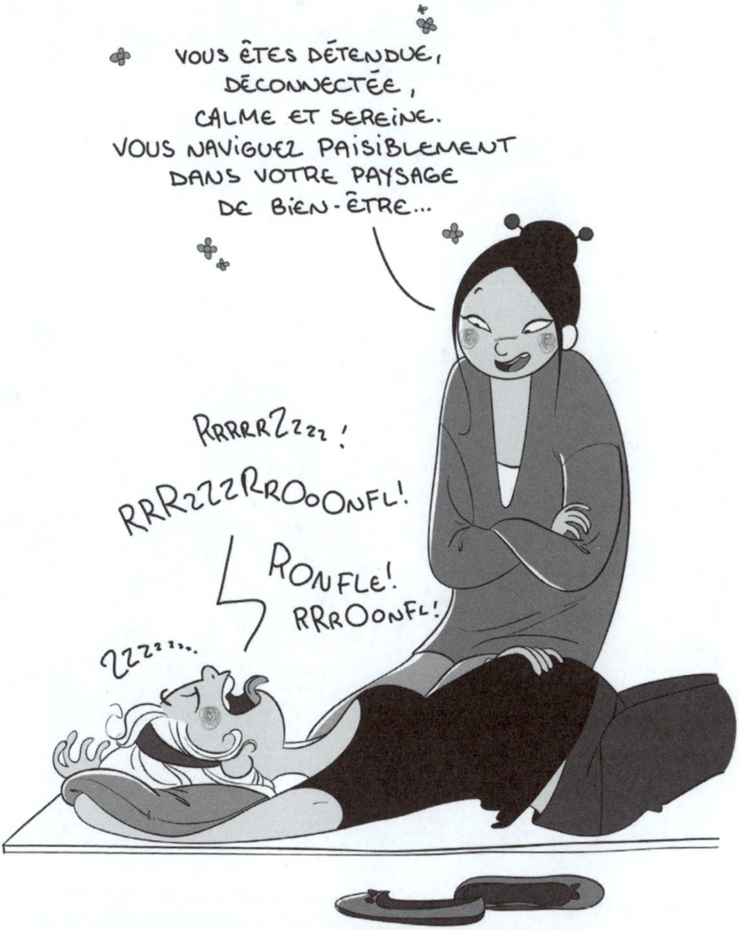
VOUS ÊTES DÉTENDUE, DÉCONNECTÉE, CALME ET SEREINE. VOUS NAVIGUEZ PAISIBLEMENT DANS VOTRE PAYSAGE DE BIEN-ÊTRE...
RRRRRZzzz !
RRRzzzRROOOONFL!
RONFLE! RRROONFL!
ZZZzzz...

Ouverture

Proche de l'autohypnose, la sophrologie vous fait découvrir cet état particulier qui, entre l'éveil et le sommeil, vous permet d'accueillir ce qui se passe en vous sans lutter et d'en retirer les éléments positifs.

Projetant les différentes étapes de l'accouchement, vous les abordez sans crainte.

Un peu d'histoire

C'est dans les années 1960 que le docteur Alfonso Caycedo, neuropsychiatre d'origine colombienne, créa en Espagne les fondements de la sophrologie. Caycedo voyagea beaucoup en Inde et au Japon, rencontra aussi bien des médecins orientaux que des grands maîtres yogis. Il s'imprégna des connaissances du yoga et du bouddhisme. Puis il eut l'idée d'associer ces techniques orientales aux méthodes de relaxation utilisées dans les thérapies en Occident (phénoménologie, hypnose). Il développa l'hypothèse qu'il existait un autre état de conscience, ni normal ni anormal, l'état sophronique. Cet état pouvait être atteint par un travail psychocorporel et par la stimulation de structures positives.

Il essaya d'appliquer sa méthode aux domaines de la psychologie et des sciences humaines. Puis il la développa davantage dans les domaines de la prévention : gestion du stress, développement personnel, accompagnement de la douleur.

➔ Un peu d'étymologie

Alfonsa Caycedo a créé le mot « sophrologie » à partir des racines grecques :

- *sos-*, qui signifie « harmonie, sérénité » ;
- *-phren* : « l'esprit, la conscience, l'âme » ;
- et *-logos* : « l'étude, le discours, la science ».

Les principes

La sophrologie est donc un exercice de la conscience qui permet d'arriver à la sérénité, l'équilibre, l'harmonie de l'esprit.

Son principe est la relaxation dynamique. Elle consiste en un relâchement conscient des muscles du corps à partir d'exercices de stimulations musculaires, de techniques respiratoires et de relaxation. Cela amène à prendre conscience des sensations corporelles induites par l'effort, à se les approprier et à les investir. Petit à petit se construit alors une connaissance des contours et des limites de son corps en même temps que se produit une excitation, dans le cortex cérébral, des zones correspondantes à ce nouveau schéma corporel. Cette stimulation exerce une action relaxante, bienfaisante sur la conscience en agissant sur le tonus musculaire d'activité.

On distingue dans la relaxation dynamique trois degrés :

Le premier degré

Conçu à partir du raja-yoga (chemin de la méditation), il fait intervenir des postures et des exercices physiques et respiratoires. Dans le travail du premier degré, on recherche des sensations venant des organes, des muscles et des articulations ou provenant du milieu extérieur. Se travaille ensuite la récupération, base d'une meilleure connaissance de soi, d'un épanouissement personnel.

Le deuxième degré

Ce degré fait appel à la conscience qui nous situe dans le temps et dans l'espace. Pour y accéder, on procède à des exercices de visualisation. Cela permet, après avoir pris conscience de soi, de préciser sa situation dans l'existence, dans la vie. La sensorialité y est développée.

Le troisième degré

Il est fait d'exercices d'activation destinés à renforcer l'harmonie entre la dynamique corporelle et la dynamique mentale initiée dans les deux degrés précédents. Il se pratique en position assise, associant le mouvement respiratoire et la mobilisation du bas-ventre, avec la concentration mentale.

Un autre principe de base de la sophrologie est « l'activation du positif ». Il s'agit simplement de stimuler les pensées optimistes. Cet exercice met en évidence et fixe dans la conscience tout ce qui présente un caractère positif. Évidemment, on ne vous demande pas de croire à une utopie de la vie merveilleuse, mais de rechercher maintenant, dans la réalité, les instants de tranquillité et de joie, sachant que toute action mentale positive a une action bénéfique sur le corps.

MÉTHODE

Caycedo définit trois états de la conscience. La conscience normale, la conscience pathologique (troubles psychologiques) et la conscience sophronique (sérénité). Il définit aussi différents niveaux de conscience : le niveau d'éveil, le niveau de sommeil et, entre les deux, le niveau sophro-liminal. La sophrologie apprend à modifier son niveau de conscience pour arriver à l'état sophronique, c'est-à-dire aux portes du sommeil, dans un état de détente physique et mentale.

Le sophrologue dirige la séance en prenant une voix tranquille, monocorde, douce, appelée le terpnos-logos. Ce ton de la voix agit sur les centres des émotions et apaise l'esprit. Plus la pratique est régulière, plus le patient arrive à se passer de ce guide.

À la fin de la séance, il y a un retour à l'état de conscience normal : c'est la désophronisation.

PENDANT LA GROSSESSE

La sophrologie est une méthode de préparation qui va vous amener à vivre la grossesse avec la plus grande harmonie, la plus grande détente. Par une conscience de vos nouvelles limites corporelles associée à un calme mental, une confiance en vous, vous allez pouvoir diriger et vivre votre accouchement de façon plus active et plus sereine.

Suivant le terme de votre grossesse, différents axes seront approfondis.

Au premier trimestre, vous vous concentrerez davantage sur un travail autour de votre nouveau schéma corporel. La relaxation dynamique va aussi vous aider à traiter ou à mieux supporter les maux accompagnant le début de la grossesse (nausées, fatigue, constipation...).

Au deuxième trimestre, le travail se poursuit autour des changements de votre corps et de leur acceptation. Elle accompagne aussi vos inquiétudes en vous permettant de mieux les vivre et en renforçant votre confiance en vous.

Au troisième trimestre, la sophrologie va vous aider à vous alléger, à dépasser les sensations de fatigue et de lourdeur. Elle travaille toujours la sérénité et l'équilibre.

Pendant l'accouchement, l'état sophronique vous permet d'accueillir les contractions, de les laisser passer et de ne pas avoir de plus en plus mal.

En post-partum, la confiance travaillée et élaborée vous permet d'entrer dans cette maternité tranquillement, sereinement, sans douter de votre capacité maternelle. La relaxation dynamique vous offre des temps de récupération profonds et complets.

La deuxième ambition de la sophrologie est de vous faire travailler la sophro-acceptation progressive. Il s'agit de vivre, de façon anticipée, une action. Après être entrée dans l'état sophronique, vous vous projetez mentalement dans l'avenir, en vous visualisant de façon positive. Vous pouvez, par exemple, vous projeter au commencement des contractions, en train d'accoucher, d'allaiter, au moment du retour à domicile... Toute situation que vous allez rencontrer et qui pourra être génératrice d'angoisse peut alors être surmontée par la sophrologie.

➔ Surmonter les angoisses

Au cours des séances de sophrologie, lors de certains exercices, il peut arriver que certains affects, certaines angoisses vous envahissent. En prenant conscience de ce que vous vivez, de ce qui change en vous pour devenir mère, vous passez parfois par des bouleversements, des réminiscences du passé... avant de trouver l'équilibre et la stabilité. C'est en nouant une alliance avec le sophrologue que vous parvenez, par des échanges et des rapprochements, à récupérer de façon positive ces questionnements et que vous continuez à vous structurer et à progresser. C'est pourquoi la sophrologie est un travail complet sur l'être humain.

Ne commencez pas les séances trop tardivement. Inscrivez-vous au quatrième ou cinquième mois pour avoir le temps de pratiquer et de développer cet état de sophronisation. Suivez les huit séances de préparation à la naissance et répétez chaque jour ou deux fois par semaine les séances à la maison. Au besoin, enregistrez-les pour pouvoir être guidée par la voix de la sage-femme sophrologue.

Ce qui se passe dans une séance

Je m'installe confortablement. Je ferme les yeux et je me concentre sur ma respiration. Je sens juste mon ventre qui gonfle et qui dégonfle, mon thorax qui monte et qui descend... Et je me laisse bercer par ce va-et-vient respiratoire.

Puis je détends mes mains, le dessus de la main, le creux de la main, chacun de mes doigts... je prends conscience du volume de ma main, de sa position dans l'espace. Puis je relâche l'avant-bras, le bras, et je laisse mes épaules s'affaisser, se poser. À chacune de mes expirations, je sens que mes muscles se relâchent, se détendent, s'allongent...

Puis je relâche mes épaules, ma nuque et mon cuir chevelu. Je détends toute la peau de mon visage : mon front, dont j'efface les plis... mes mâchoires que je desserre... ma bouche qui s'entrouvre légèrement, la langue dans la bouche, le palais... Je relâche mes yeux, les muscles autour des yeux, mes paupières sur les yeux... puis je prends conscience de mes joues et de mon nez. Tout mon visage est détendu, relâché...

J'observe la sérénité de mon visage. Je n'ai plus conscience que de ma respiration naturelle, calme et silencieuse, rien que pour moi. Et sans effort, je me laisse aller aux portes du sommeil, dans ce niveau profond de la conscience, à la simple écoute de ma respiration naturelle. Je prolonge ma respiration jusqu'à mes orteils et je détends mes pieds, mes mollets, mes cuisses... Je desserre les fessiers et je remonte en arrière en déroulant chaque vertèbre les unes au-dessus des autres. Je prends conscience de la largeur et de la hauteur de mon dos, de ses appuis... Et je tourne autour des épaules pour détendre le thorax et la poitrine, l'abdomen dont j'apprécie le volume et la forme... je relâche les organes génitaux et le périnée.

Tout mon corps est détendu, j'apprécie les sensations qui s'impriment dans ma conscience. Ma respiration est calme, naturelle, et je laisse entrer dans mon esprit l'image d'un objet neutre ou d'un paysage calme et paisible que je choisis. Je me concentre sur cette image... Puis je reviens à mon corps détendu...

Je peux imaginer le début de travail de l'accouchement… les contractions se succèdent comme des vagues plus ou moins fortes… je me distrais… puis quand les contractions s'intensifient, j'adapte ma posture et ma respiration… Quand une contraction passe, je récupère, j'abandonne mon corps physique, je suis au calme, en harmonie… et quand une autre revient, je suis prête à l'accueillir, à la laisser passer… Je sais qu'après chaque contraction c'est le repos, le calme après la tempête… je ne pense plus à tout cela et je reviens à mon corps détendu.

Je dirige mon attention vers mon utérus, à l'intérieur, vers mon bébé. Je vais à l'écoute de sa présence… Et tout en restant dans cette communication intime, je renforce mes pensées positives… La confiance en moi, en mon corps, en mon bébé… La sûreté en moi… La sérénité… Et la capacité d'espoir en l'avenir. Quand j'ai bien activé ces pensées positives, je laisse doucement remonter ma vigilance… je bouge certains de mes muscles, je m'étire et je bâille… Jusqu'au moment où je suis prête à ouvrir les yeux.

Témoignage

Sophie

« À mon avis, il faut commencer tôt, car plus on pratique, plus c'est facile d'arriver à un vrai état sophronique. En tout cas, chaque séance apporte une vraie détente et une vraie conscience de soi. On ressort confiante et optimiste, toujours valorisée, et en ayant gagné en sérénité. Et puis on se sent plus forte, plus large. Le jour de l'accouchement, j'ai pu me détacher de la douleur, ne pas me faire envahir. J'étais isolée avec moi-même et pourtant toujours consciente et en relation avec les autres. À chaque séance, j'étais très détendue, mon bébé bougeait beaucoup ; on faisait de belles rencontres. J'en ai tiré un véritable bénéfice à chaque étape de la grossesse et de l'accouchement. Même maintenant quand je suis fatiguée, je me fais une séance et c'est reparti ! »

acte
5

Le yoga

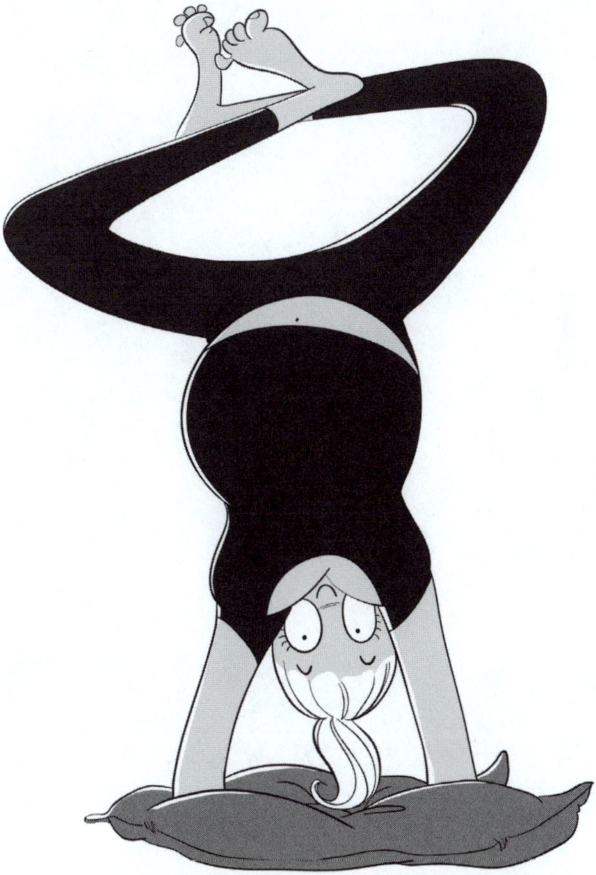

Ouverture

Bien avant d'être adapté à la grossesse, le yoga fait partie d'une discipline et d'une philosophie de vie. Tout ce savoir imprègne les séances de yoga prénatal et vous en retirez une sérénité totale.

L'exercice physique vous permet de rester en forme et de bien vous adapter aux modifications de votre corps.

Un peu d'histoire

Du yoga, originaire de l'Inde, il est difficile de tracer l'historique, car son expérience vient de la transmission orale et de l'enrichissement qui en a résulté. Chaque geste était la mémoire de ce qu'il y avait à transmettre et était donc très important. Puis les différentes invasions ont imprégné le yoga de leur culture, jusqu'à ce que sa pratique décline sous l'occupation anglaise.

Le sanskrit en est la langue abstraite et souple qui s'adapte aux mouvements de l'esprit sans passer par le raisonnement. Patañjali a transcrit dans un ouvrage, le *Yoga-Sûtra*, cette transmission et cette tradition. La doctrine du karma, cycle des causes et des conséquences, de ce qui a été fait, se fait et se fera, ainsi que la doctrine du samsara, cycle des existences conditionnées par la souffrance et l'ignorance, cycle de vies, de naissances et de renaissances, sont apparues vers 900 avant J.-C. Quand on est libéré de ces cycles de vies, on atteint le nirvana.

Les principes

Le yoga cherche à harmoniser les éléments épars de l'être humain et à réunir l'âme et la pure conscience. Il permet de calmer les tourments physiques et de maîtriser les énergies mentales. Par la respiration et la méditation, le yoga conduit à l'équilibre intérieur et à la sérénité, puis à la connaissance de soi. Lorsqu'on essaie de se détacher du corps et de ne pas y être asservi, une harmonisation entre le corps et l'esprit se développe. Tout cela s'inscrit dans l'instant présent, voie de la conscience d'une unité intérieure, d'un équilibre, de la paix.

Il y a plusieurs façons d'y parvenir, plusieurs types de yoga :

- le bhakti-yoga, voie de la dévotion ;
- le karma-yoga, voie de la bonne action ;
- le jnâna-yoga, voie de la connaissance ;
- le raja-yoga, chemin de la méditation ;
- le japa-yoga, voie du chant d'un mot jusqu'à l'esprit ;
- le laya-yoga, qui va au centre du cœur ;
- le tantra-yoga, chemin du féminin ;
- le hatha-yoga, chemin physique et des postures.

On trouve aussi le kundalini-yoga, chemin de l'énergie, par la respiration et le mouvement.

Toutes ces méthodes, physiques, mentales attellent ensemble les énergies du corps et de l'esprit, en orientant le regard vers l'intérieur. Au final, il s'agit d'éteindre les karmas qui emprisonnent l'âme.

EN PRATIQUE

Le yoga pendant la grossesse va vous permettre de vous absorber dans des postures et des respirations inhabituelles, qui vous détacheront de l'intellect. Alors que le plus souvent les postures de yoga sont statiques, ici, la respiration sera associée au mouvement pour vous dispenser de réfléchir le jour de l'accouchement. En travail, l'utérus est actif et votre mobilité est utile à la mécanique fœtale comme au vécu de vos sensations utérines. Cet apprentissage vous permet de vous couper de l'intellect pour vous plonger dans le corps. Enceinte, vous avez besoin de mouvements ; vos postures sont associées à une proposition de mouvements, de bercement. Par la façon de respirer, le corps bouge aussi de l'intérieur, sans effort. Cela vous permet de faire toujours quelque chose, même sous péridurale, avec votre corps et votre bébé.

Dans ce temps de la grossesse, certains enseignants de yoga associent la perception du corps et l'image mentale. Les deux sont en effet étroitement liés. Par exemple, quand vous décrivez un chemin, le temps que vous mettez à le décrire est proportionnel au temps que vous mettez pour y aller. Travailler sur l'image permet d'aborder des perceptions physiques, de développer la sensorialité. De là vient l'intérêt d'un exercice sur le schéma corporel ou d'une représentation du lien au sol et des postures. Ces images peuvent vous servir pendant le travail d'accouchement : entre deux contractions, en relaxation ; pendant la contraction, avec le mouvement respiratoire.

➔ Le bon moment

Vous pouvez vous inscrire aux séances de yoga sans en avoir jamais pratiqué, sans être d'une souplesse légendaire. Le mois de grossesse pour commencer ces séances est variable et peu important. Faites-le lorsque vous êtes prête, que vous en ressentez le désir ou le besoin. Néanmoins, je vous conseille de ne pas les faire toutes au troisième trimestre, car elles peuvent vous aider dès le début de votre grossesse. Plus vous commencez tôt, plus vous vous familiarisez avec la méthode et plus vous en tirez un bénéfice pour votre quotidien.

LES SÉANCES

Première séance

La première séance est une séance découverte portant sur les bases des postures utilisées plus tard, ainsi que la base des postures quotidiennes. Celles-ci étant posées, il n'est plus nécessaire d'y revenir à chaque séance.

La grossesse est une situation extrême : votre lordose est accentuée, votre respiration est modifiée, votre poids change, votre masse sanguine augmente... Vous apprenez alors comment, par des postures ou des mouvements adaptés, vous pouvez accompagner toutes ces modifications et vous soulager ou traiter vos petits maux du quotidien. Puis petit à petit vous vous apercevez que toutes ces postures se retrouvent aussi pendant l'accouchement et le postnatal. Il existe un vrai continuum. Rien ne s'arrête jamais.

Séances suivantes

Ensuite, les séances proposent un travail de toutes les postures dont vous pouvez faire l'expérience, ainsi qu'un approfondissement de la respiration et de la relaxation. La conscience et le travail de la respiration sont associés à la conscience et au travail du périnée. La respiration se prolonge jusqu'au périnée. Son travail est donc très présent dans les séances de yoga. Le périnée est le *moula banda*, dont l'exercice, très puissant, est utilisé depuis toujours en yoga comme protection de la gravité, centre de l'énergie vitale, base du souffle. C'est de plus par là que le bébé en quelque sorte entre, et c'est par là qu'il sort.

En répétant ces exercices, vous faites en sorte de ne pas avoir à vous en souvenir le jour de l'accouchement. Associés à votre ressenti, ils s'exécuteront plus spontanément.

Toutes ces séances font bien sûr aussi écho à votre histoire. Il s'agit de vous faire du bien. Chacune d'entre vous arrive avec sa propre valise et sa demande. Ensuite chacune adapte, se saisit de ce qui est important pour elle, de ce qui lui permet de progresser, de lâcher prise. C'est toute la part d'intime que le yoga va faire bouger, équilibrer, muter en vous. Il s'adresse donc aussi bien au corps qu'à l'esprit. Il n'y a pas de séparation entre les deux. Parfois l'esprit semble libre mais le corps parle de lui.

Dernière séance

La dernière séance est appelée « mise au monde ». Le praticien aborde le temps du travail, précise comment utiliser vos postures, à quel moment. Vous discutez aussi du meilleur moment pour venir à la maternité, sans vous précipiter, vous voyez comment laisser les choses se faire sans vous focaliser sur ce qui se passe au niveau utérin.

Une bonne partie de la séance vise à continuer d'élaborer votre confiance en vous et à vous rappeler l'importance d'être active. Plus vous participez à l'accouchement, plus vous vous sentez bien après. Il vous faut avoir une histoire à raconter, une histoire vivante. La meilleure naissance est la vôtre, ce que vous en avez vécu, plus que ce que vous avez subi. La phase d'expulsion et la façon de conduire votre bébé dehors par la poussée sont détaillées et pratiquées. Sont revus les respirations, les mouvements, les postures, les visualisations éventuelles.

Séance postnatale

Une séance postnatale est proposée. Elle aborde les postures d'allaitement, de placement du bassin. Des exercices de remise en forme, aussi bien pour assurer le tonus périnéal et abdominal que pour ressourcer votre énergie vitale, vous sont proposés. C'est aussi l'occasion de travailler sur le portage du nouveau-né, ses besoins fondamentaux (sécurisation, parole…), la signification de ses pleurs. La compréhension du développement psychomoteur de l'enfant vous permet de comprendre aussi tous ses mouvements naturels et l'importance d'être juste là, sans forcer son apprentissage. Les postures naturelles du bébé, du nourrisson et du jeune enfant sont soumises à la grille de lecture du yoga. Quand vous découvrez à quel point parfois ils adoptent spontanément les positions que vous avez dû travailler dans vos cours pour retrouver du bien-être, votre regard change. C'est à vous, parents, d'apprendre par l'observation et le respect.

➔ Ce qui se passe dans une séance

La séance débute par vos questions, autour de votre bébé, de vos sensations, de vos inconforts. Ensuite commencent les mouvements.

- Assise ou debout, faites des automassages pour que tout circule. Commencez par le front, les mâchoires ; faites un grand A, O, I et bâillez. Faites grimper vos doigts dans le cuir chevelu doucement, jusqu'à la base du crâne, pour enlever toutes les tensions. Passez devant et derrière l'oreille, déroulez-la. Caressez-vous la nuque de bas en haut, comme pour étirer la colonne, sans vous grandir. Massez généreusement vos trapèzes, puis vos bras, vos doigts, la paume de vos mains. Secouez un côté, comme pour attraper les tensions, les faire glisser et sortir. Recommencez de l'autre côté.
- Mains sur les genoux, épaules lourdes, relâchez la colonne. Prenez une bonne inspiration, expirez avec un « Ooo... Hum... ». Inspirez de nouveau, en remontant les épaules, expirez, en les laissant tomber d'un coup. Levez les mains comme un pantin tiré par des fils, laissez-les tomber sur les genoux, en suivant le rythme respiratoire. Levez et étirez une main après l'autre. Levez les bras comme si vous aviez des ailes d'oiseau ou des ballons qui gonflent sous les bras. Mettez les mains sur le ventre et montez-les comme si vous enleviez un vêtement trop serré. La main gauche sur le genou droit, l'autre en arrière, tournez le buste sans forcer : comme si vous laissiez partir le bébé et le rameniez ensuite en vous. Changez de côté.
- Assise sur le sol, jambes en avant, tricotez. Faites des mouvements des pieds comme pour attraper l'air avec les orteils. Bougez jusqu'au fémur. Puis avancez les fesses sur le sol, comme si vos jambes étaient en bois. Allez en arrière en traînant les jambes. Allongée sur le côté, regardez en arrière en sentant la respiration et la torsion de votre ventre autour du bébé. Revenez les jambes tendues, laissez aller. À genoux, ventre en

avant, tête pendante, soufflez vers le bas, le périnée. Tournez d'un côté, de l'autre. Invitez le bébé à explorer l'espace. Regonflez le corps avec la respiration. Étirez-vous comme un chat.

- À quatre pattes, dos plat : à l'expiration le bébé est lâché sur le sol ; à l'inspiration, il revient serré dans le ventre. À l'expiration, le bassin et la tête descendent, le dos monte. À l'inspiration, la tête, le bassin remontent, le dos se creuse. Faites des mouvements avec le bassin comme si vous portiez une tasse en porcelaine sur les lombaires.
- Tête sur les mains au sol, bassin sur les pieds, laissez-vous aller au rythme de la respiration. Tout doucement remettez-vous debout. Balancez-vous de droite à gauche, épaules lourdes, bras ballants. À l'arrêt sentez la statique, la plante des pieds. À l'inspiration, remontez, comme suspendue ; à l'expiration, retombez, genoux un peu pliés. Puis étirez-vous complètement. Yeux fermés, mettez-vous en équilibre sur les talons, puis sur la plante avant des pieds.
- Appuyez-vous contre un mur, pieds en arrière, poussez le mur, fesses en arrière. Soufflez dans vos jambes. Écartez les jambes, descendez le plus bas possible. Allongez-vous sur le dos. En inspirant, ramenez les mains sur la tête ; en expirant, étirez-vous. Mettez les mains à la verticale, comme pour tenir un ballon. À l'inspiration, il semble se gonfler, les bras s'écartent. À l'expiration, les bras se serrent. Le mouvement suit la respiration. Mettez les mains sur le ventre comme si elles étaient un poids mort, concentrez-vous sur elles et le gonflement. Puis posez-les sur le périnée. La dilatation du ventre va se prolonger au périnée à l'inspiration. À l'expiration, la pression se relâche. Puis associez la contraction du périnée à la respiration.

Tout devient simple. Étirez tout le corps. Faites une relaxation, puis émettez quelques sons pour finir.

→ Témoignage

Solange

« Un vrai bien-être. Chaque séance m'a permis de vivre au fur et à mesure les modifications physiques dues à ma grossesse. Du coup, je me suis bien adaptée, sans problèmes durables. Si j'avais un peu de sciatique, la prof de yoga nous montrait comment faire pour la lever. Et puis il y a un vrai travail dynamique, on se sent active, partie prenante. On redécouvre beaucoup de choses en soi. La respiration et la relaxation par exemple, ça continue de m'aider et de me servir. C'est une préparation qui se prolonge. Enfin cette intimité avec mon corps m'a donné une vraie intimité avec mon bébé, une perception plus fine de sa présence et un lien plus fort avant qu'il ne naisse. Pendant l'accouchement, j'ai pu vivre pleinement l'évènement. J'ai pu retarder la demande de péridurale et ensuite rester active, grâce aux postures, au travail sur ma respiration. Je crois que cela a facilité la naissance et l'accueil du bébé. »

→ Notes

acte
6

L'acupuncture

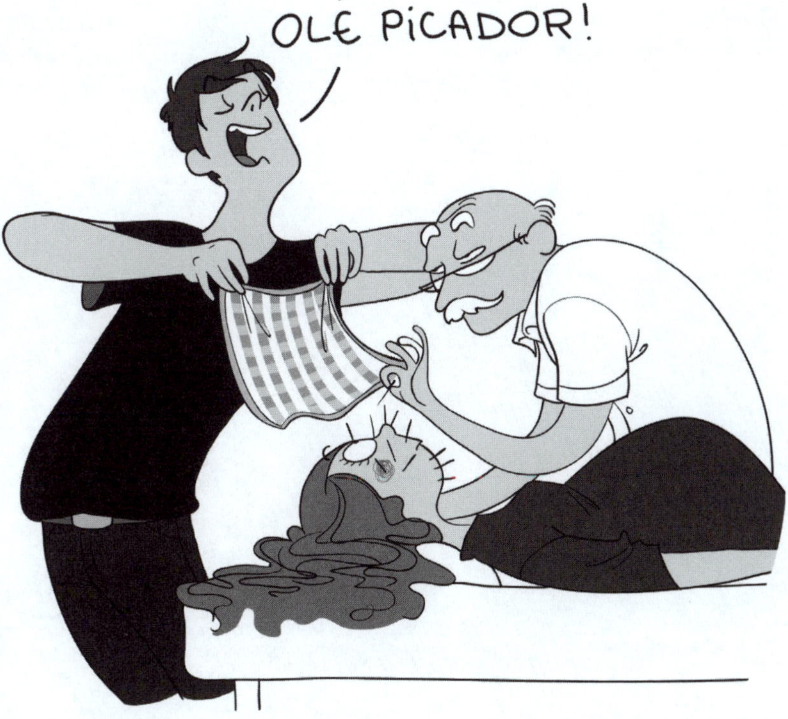

Ouverture

Médecine ancestrale, l'acupuncture est une technique qui concerne la circulation énergétique.
Elle est particulièrement adaptée à la grossesse, car tous les symptômes banalisés par la médecine occidentale ont une origine concrète aux yeux de la médecine chinoise.

Véritable temps de prévention, elle harmonise la grossesse, prévient les difficultés de l'accouchement et renforce le lien à l'enfant, la sécurité affective.

Un peu d'histoire

Tout ce qui a été enseigné de la médecine chinoise traditionnelle a été transcrit dans un livre fondamental, le ***Nei jing su wen***. Cet ouvrage comporte deux livres : le ***Su wen***, livre des « questions simples », plutôt de référence philosophique, et le Lingshu, livre des « aiguilles ». Ils se présentent sous la forme de questions-réponses entre l'empereur Huangdi et ses professeurs, à savoir son médecin Qi Bo et son astrologue Yu Qu. Ces discussions abordent les règles des énergies du Ciel, de la Terre et de l'homme, leurs dérèglements, et leurs traitements. La Chine étant très étendue, les climats y étaient très différents d'une région à l'autre, ainsi que les cultures et les habitudes alimentaires ; seules les aiguilles étaient un moyen de traitement universel.

Au XVIIIe siècle, à la suite de multiples versions du *Su wen*, un rassemblement de grands médecins chinois décida de retenir un seul livre et posa les bases d'une nouvelle pensée médicale. Au moment de la révolution culturelle, Mao ne pouvait pas s'appuyer sur la tradition, car elle prônait une référence à soi-même et à sa propre expérience. La doctrine maoïste était au contraire fondée sur le collectivisme et la pensée unique. Mao fit brûler tous les ouvrages, les enseignements furent interdits, les maîtres déportés.

Quelques-uns fuirent le pays et créèrent des instituts dans le monde. Par la suite la transmission ne fut pas interrompue. En Chine, les anciens ne se soignaient plus, les traitements occidentaux n'étaient pas toujours efficaces car inadaptés et chers. Les médecins chinois se rendirent alors à l'étranger pour se former à l'acupuncture. Les médecins aux pieds nus parcoururent les campagnes pour traiter tout un chacun. Mais ils en restèrent souvent à des traitements symptomatiques, faute d'avoir pu approfondir leur apprentissage, d'avoir des maîtres en Chine et d'être en nombre suffisant. Des services hospitaliers d'acupuncture finirent par voir le jour, puis des hôpitaux spécialisés furent créés.

Aujourd'hui, l'acupuncture redevient un moyen de traiter un certain nombre de pathologies et s'associe à la médecine occidentale.

Les principes

L'énergétique est, dans son rapport à la médecine, le fondement de toute la philosophie chinoise et de la pensée taoïste. Elle soigne un individu et pas une maladie. Les symptômes ne sont pas la maladie mais un mode d'expression extériorisé. Ce sont les brindilles de la maladie et non la racine. C'est pourquoi, pour la même maladie, les symptômes peuvent être très différents.

L'énergie de l'homme est la synthèse des énergies de l'environnement qu'il assimile. La cause d'un symptôme est un trouble de l'énergie. Il faut donc connaître les origines des énergies externes et internes (climats, respiration, digestion, sentiments, activité physique, saisons...). Comprendre l'ordre du Ciel permet de connaître l'être humain. Connaître l'être humain permet de connaître l'ordre du Ciel.

Qu'est-ce que l'énergie ?

C'est une notion relativement abstraite liée aux manifestations d'effort, de mobilisation, de chaleur et de force de cohésion. Elle est invisible et douée pourtant d'une force motrice et directrice intentionnée. Elle se module, suivant sa puissance d'expression, en chaleur ou en froid. Elle donne une poussée à un mobile, produit une réaction à la surface d'un liquide et se propage en ondes. C'est une force dégageant une énergie innée. Ses fonctions sont multiples selon les espaces où elle se manifeste. Les plus infimes structures biologiques ou inertes contiennent cette énergie. Elle n'est jamais au repos, toujours active, et ne se détériore jamais. Matière et énergie sont une seule et même expression mais à un stade de manifestation différente.

Le tao en est un symbole, représentant le modèle universel. Le yin est l'aspect le plus matérialisé, le plus concret, la matière. Le yang est l'aspect le moins matérialisé, le plus subtil, l'énergie.

LE YIN ET LE YANG

Ce couple d'aspects opposés existe simultanément dans toute matière. Ils sont indissociables. Ils sont opposés mais se dynamisent mutuellement. Chacun permet à l'autre de vivre. Pour naître et croître, chacun se nourrit de la vitalité de l'autre. Les flux et les reflux de leur recherche de domination créent les changements dans la nature, les saisons, la vie. Mais leur succession est immuable, car leur domination ne dépasse jamais les limites perpétuant le mouvement.

Aucun des deux ne doit dominer l'autre au point de le détruire, cela entraînerait sa propre perte. Chacun entretient son contraire tout en s'y opposant. Le yin nourrit le yang, le yang protège le yin. Il reste toujours un peu de yin dans le yang, qui renaît quand le yin s'amenuise ; il y a toujours un reste de yang dans le yin, qui resurgit quand le yang décline. C'est ce que représente, dans le symbole du tao, le point noir dans le blanc et le point blanc dans le noir.

Le yin de la Terre, plus lourd, remonte au Ciel par le yang. Le yang du Ciel, plus léger, descend vers la Terre par le yin. L'homme, entre Ciel et Terre, est parcouru par ces deux mouvements. Son corps, ses émotions, son psychisme y sont soumis.

LES TROIS FOYERS

L'homme, au centre, absorbe l'énergie du Ciel et la matière de la Terre qu'il adapte à son organisme par son « usine », les trois foyers. Ceux-ci développent des activités qui produisent du sang et de l'énergie. Le foyer supérieur est constitué des organes du cœur et des poumons. Le foyer moyen contient l'estomac, la rate, le foie, la vésicule biliaire. Le foyer inférieur se forme du gros intestin, de l'intestin grêle, des reins et de la vessie.

Chacun de ces organes a une activité spécifique, aussi bien sur le plan organique, psychique qu'émotionnel.

- **Le cœur** propulse le sang et dirige l'activité vasculaire. Mais c'est aussi le maître de l'esprit, sa résidence et le siège des activités morales. Il développe l'appréciation des cinq saveurs. Il est en axe avec le rein, axe de la verticalité, de l'humain. Le cœur est protégé par le maître du cœur contre les envahissements émotionnels ou passionnels. Le maître du cœur a une fonction de filtre, d'enveloppe qui évite à l'organe d'être exposé en première ligne. On peut le comparer au péricarde, en anatomie.
- **Les poumons** reçoivent l'énergie de l'air, le propulsent dans l'organisme et lui impriment un rythme. Ils régissent la peau.

- **L'estomac** est la mère de l'énergie, car il est à l'origine de toutes les transformations de l'énergie issue de l'alimentation.
- **La rate** est la réserve qui nourrit tout l'organisme. Elle assure toutes les mutations et permet l'assimilation des aliments. Elle transforme les liquides. Elle contrôle le volume sanguin. Elle nourrit chaque cellule, donc la forme du corps dépend d'elle.
- **Le foie** est le bouclier de l'organisme. Il gère les réserves des défenses organiques et du sang et les distribue suivant les nécessités. Il filtre les toxines, régularise les métabolismes. Il protège des agressions externes.

- **La vésicule** biliaire est le ministre de la justice. Elle contrôle la décision et la qualité de jugement. Elle a un rôle dans la façon de surmonter les épreuves.

- **Les reins** conservent l'énergie créatrice, l'énergie vitale, ancestrale. Ils régissent aussi les essences du sang, des hormones de la reproduction. L'éclat du regard est reflet de cette énergie.
- **Le gros intestin** procède à l'élimination, en relation avec les reins.
- **L'intestin grêle** assure un deuxième tri des aliments. Il en assimile le plus pur.
- **La vessie** élimine les liquides.

Les trois foyers ont donc la fonction qui récapitule l'activité de chacun. Ils sont la synthétisation de toutes ces énergies alimentaires et respiratoires, produisent l'énergie et le sang, entretiennent la vie et le climat intérieur.

LES CINQ ÉLÉMENTS

Le Ciel et la Terre combinent leurs énergies. Leur combinaison produit les cinq éléments : le bois, le feu, la terre, le métal, l'eau. Cela crée une dynamique d'engendrement qui assure les mutations énergétiques. Les cinq éléments sont les cristallisations, sur terre, des énergies célestes. Les organes de l'homme en sont une émanation. Chaque élément est lié à une saison, un climat, une couleur, un organe, un viscère, une thérapeutique, un psychisme, une planète, une vertu, une expression, une position, une voix, une céréale, une viande, une saveur...

Où retrouver les cinq éléments ?

- **Le bois** est lié aux tisanes, à la charité, à la colère, au mouton, au vert, à l'acide, aux larmes, au matin, au printemps, au vent...
- **Le feu** est en relation avec le cœur, la joie, la volaille, l'amer, les artères, le midi, l'été...
- **La terre** est associée à la rate, au souci, au sucré, aux muqueuses, à l'humidité...
- **Le métal** se retrouve dans le poumon et le gros intestin, l'automne, les poils, le piquant, le riz, le chagrin...
- **L'eau** se rapporte au rein, à la sagesse, la peur, le noir, le salé, l'ouïe...

L'organe est la racine de l'élément. L'insuffisance ou l'excès de l'énergie d'un organe retentit sur tous les composants de l'élément. Par exemple un excès en énergie du foie peut entraîner des crampes, amener à se détourner de certaines saveurs ou certains aliments, à se mettre en colère de façon disproportionnée... Il existe un cycle d'engendrement et un cycle de tempérance des éléments entre eux.

Pendant la grossesse

La philosophie chinoise considère la conception de l'enfant comme le résultat de la volonté du tao avant celle des parents.

La conception est marquée par une action spécifique de l'énergie universelle. Quand l'ovule est fécondé par le spermatozoïde, entre en lui cette énergie qui rend la vie durable. La grossesse va se dérouler sous la présidence de cette énergie universelle. Elle se déroule en trois périodes de trois mois. Trois est le chiffre de la vie en mouvement. Sa réplication par lui-même donne le neuf, chiffre du Ming-Tang, image de la perfection, du divin.

Les anciens disaient : « La vertu des hommes ayant faibli, deux astres dans le ciel se sont éteints. Il n'en reste que cinq. » Or les sept servent à éclairer l'esprit humain. Pour remédier à ce manque, il faut une initiation naturelle, innée ou acquise : apprendre à voir, à entendre, à goûter, sentir, toucher. La grossesse est, par l'énergie qui l'enveloppe, une initiation naturelle. Votre esprit peut alors s'éclairer. La vie se réalise pleinement. Vous allez au-delà du visible à la recherche de l'invisible en vous. Vous accédez à l'éveil, à une compréhension, à une connaissance, à une harmonie de l'esprit et du cœur. Et cela vous ouvre la voie du tao.

L'UTÉRUS

L'utérus est un organe curieux. Il dépend de l'énergie des reins qui conservent l'énergie ancestrale. Le rein yin s'occupe de la gestion des liquides. Il sera un puissant moteur du développement embryonnaire. Le rein yang est la force d'impulsion, de la reproduction. Il sera moteur de la production hormonale. Dans l'utérus, le muscle est sous la dépendance de l'énergie de la vessie ; la muqueuse, de la rate ; le sang, du foie.

LES TEMPS

L'évolution se fait en quatre temps :

- la fécondation est yang ;
- la grossesse est yin ;
- l'accouchement est yang ;
- le sevrage est yin.

La grossesse est définie sur dix mois pendant lesquels vous allez faire le tour des cinq éléments deux fois : une fois dans leur phase yin, énergie de la Terre, une fois dans leur phase yang, énergie du Ciel.

Le premier mois est bois / yang
Le deuxième est feu / yin
Le troisième est terre / yang
Le quatrième est métal / yin
Le cinquième est eau / yang
Le sixième est bois / yin
Le septième est feu / yang
Le huitième est terre / yin
Le neuvième est métal / yang
Le dixième est eau / yin

Le neuvième est un mois yang, car il est le mois de l'accouchement, de motricité.

Le dixième mois, premier mois postnatal, est celui où vous allez pouvoir vous ressourcer, recouvrer toute l'énergie du rein consommée par la grossesse. À partir de là le yang, épuisé par l'accouchement, va être nourri. Tout se remet en mouvement et le cycle énergétique suivant reprend.

MOUVEMENT DU YIN-YANG

La grossesse est une puissante poussée du yin. Le yin va aussi s'ériger en barrière au foyer moyen : la croissance de l'utérus contenant un bébé crée en effet un obstacle naturel au mouvement énergétique habituel. Cela modifie tout le mouvement du yang, qui ne descend plus que faiblement vers le bas du corps. L'énergie du rein, énergie de la reproduction, et l'énergie de la rate et du foie, énergies du sang, vont être consommées. À terme, le yang reprend le dessus, l'énergie chasse le sang. La tête de votre bébé appuie sur le petit bassin, disperse le yin, ouvre la barrière et le yang peut redescendre. En termes d'énergie, il y a donc une part fœtale et une part maternelle dans la mise en route du travail.

La rupture des membranes ensuite précipite la fuite de yin et avantage le yang, ce qui favorise la contractilité utérine.

→ En bref

L'accompagnement de la grossesse en acupuncture permet le bon déroulement de la grossesse, en renforçant l'immunologie, en cultivant la puissance du yin, en régulant les phénomènes hormonaux, et en équilibrant le sang.

Il est dit aussi :

« Faire un enfant souriant le jour et dormant la nuit. »

LE SUIVI DE LA GROSSESSE

La prévention et la préparation à l'accouchement se déroulent en des séances trimestrielles systématiques. On y pratique la piqûre de deux grands points, le 9 Rein et le 43 Vessie. Ces séances maintiennent l'énergie du rein, du foie et de la rate. Elles harmonisent la physiologie yin-yang de la grossesse.

Ensuite, en fonction de vos symptômes, de votre interrogatoire et surtout de la prise de vos pouls chinois, les points seront choisis pour votre traitement. La prise de pouls est primordiale dans le diagnostic et le choix thérapeutique. En effet, elle permet de vérifier la concordance entre votre interrogatoire et les pouls. Elle permet surtout de comprendre d'où vient le déséquilibre énergétique générant votre symptôme. La prise de pouls se fait au niveau de votre poignet et renseigne sur l'équilibre yin-yang, l'harmonie des trois foyers, la vie des organes et des cinq éléments. Ainsi le praticien peut traiter la cause et non la conséquence.

Quelques exemples de traitement

Les nausées

C'est un refus du yang. Par l'utérus gravide, c'est-à-dire plein du fait de la grossesse, l'énergie de l'estomac ne peut suivre son cours normal de descente. Le sang du foie est dévolu au compartiment fœtal, cela crée un vide de yin et un excès de yang. Le feu du foie attaque l'estomac et lutte à la barrière du foyer moyen.

Pour vous traiter, on augmentera le yin et dispersera le yang.

La sciatique

Elle est souvent due à une insuffisance de yang et un yin en excès ou à une perte de l'énergie du rein. On vous traitera en tonifiant le rein et en chauffant des points du yin pour rééquilibrer le rapport yin et yang tout en respectant l'état de grossesse. Le travail se fera aussi sur l'équilibre du bassin et du sacrum. Points que vous pouvez entretenir par des automassages ou par des massages effectués par votre compagnon.

La constipation

Elle a plusieurs origines possibles et la prise de pouls fera le diagnostic. Cela peut être une stagnation de l'énergie, un vide de sang, un vide de rein.

Le terme dépassé

Même si on n'en connaît pas toujours l'origine et si le corps médical n'est que dans un temps comptable, le traitement sera malgré tout de disperser le yin et de faire descendre le yang vers le bas.

Tourner un bébé en présentation du siège

Le praticien renforcera votre énergie et celle du sang et attirera la tête fœtale vers le bas.

Évolution du travail

Il s'agira toujours de rétablir les harmonies et d'éviter les stagnations du sang.

Les insomnies

Il existe plusieurs modèles. Ou le feu du foie s'élève, ou le cœur et les reins ne se rejoignent pas (énergie vitale et esprit), ou il existe un vide de sang. L'acupuncteur travaillera sur les points du cœur, de la rate, du maître du cœur et du rein en fonction de son diagnostic.

Enfin, l'acupuncture peut traiter toutes les pathologies de la grossesse (HTA, cholestase gravidique...) ou accompagner une prise en charge obstétricale classique.

En postnatal, la remise en forme passe par des séances ressourçant l'énergie du sang et des reins. La stimulation de certains méridiens développe et entretient le tonus musculaire de la sangle abdominale et du périnée.

L'acupuncture peut être effectuée par un médecin ou une sage-femme.

➔ Témoignage

Marianne

« Je suis allée voir une sage-femme acupuncteur pour mon premier parce que je ne voulais pas être déclenchée et j'étais en terme dépassé. J'ai accouché le soir de la séance ! Pour le deuxième, je l'ai vue trois fois, à chaque trimestre. J'ai eu une grossesse et un accouchement super, sans tous les petits maux. Quant à l'accouchement, c'est mon mari qui m'a dit qu'il était peut-être temps d'aller à la maternité. Mes contractions étaient très supportables, j'ai eu quatre heures de travail et je suis arrivée à 9 centimètres ! Je crois vraiment que préparer en acupuncture doit être fait sur toute la grossesse, avant d'avoir des problèmes à régler. C'est une démarche d'ensemble. Et puis, l'avoir fait avec une sage-femme acupuncteur m'a permis une approche plus globale. C'était un vrai lien. Et c'est important de ne pas être que dans une approche thérapeutique, mais dans une approche de prévention, presque spirituelle. Je ne m'attendais pas à tant d'harmonie, ce n'est peut-être pas pour tout le monde comme ça, mais pour moi ça a été une révélation. En plus mon mari avait appris à masser certains points pour telle ou telle situation et pouvait prendre le relais si nécessaire pendant le travail, car il n'y a pas forcément d'acupuncteur en maternité le jour de l'accouchement. Et c'est bien dommage ! »

→ Notes

acte 7

L'haptonomie

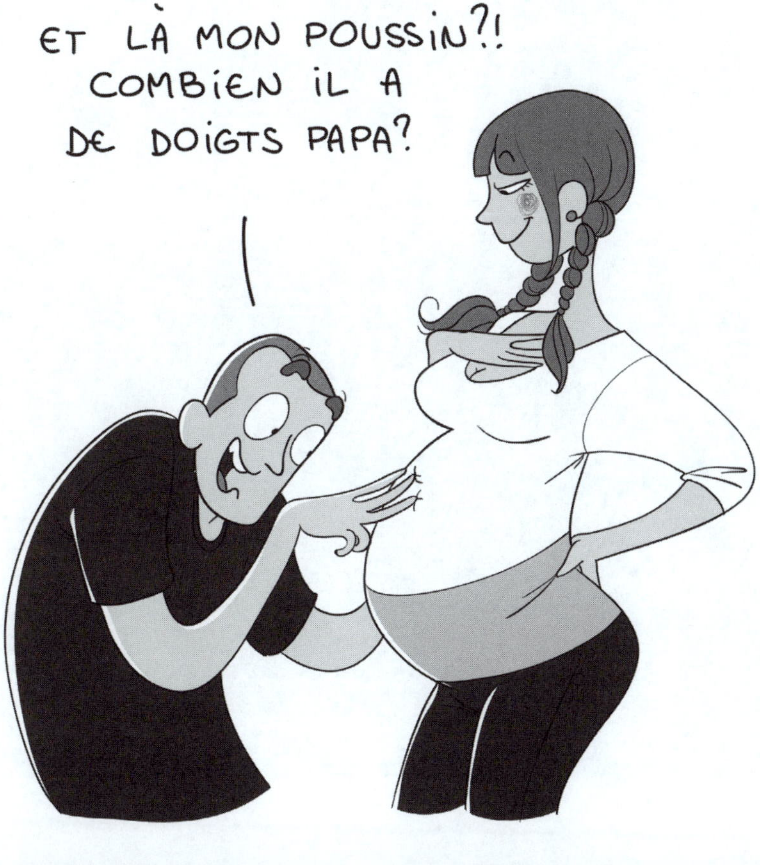

Ouverture

Science de l'affectivité, l'haptonomie renforce les liens à l'enfant par la relation triangulaire. Le père, toujours présent, y développe le contact avec le bébé. Un travail autour du corps est effectué, toujours dans cette triangularité affective : mère, père, bébé.

Vous commencez alors à prendre profondément conscience de l'autre, avant même de bercer votre enfant.

Un peu d'histoire

L'haptonomie est née aux Pays-Bas. Son concepteur est Frans Veldman qui la définit comme la science de l'affectivité, des relations et des interactions affectives humaines.

Il a mis au point sa pratique dans les années 1980 à partir d'expériences auprès de personnes malades et de ses connaissances en psychologie. Il s'agit d'une approche par le toucher, un toucher généreux qui a pour objectif de relaxer, d'ouvrir le corps, de le mettre en contact avec l'environnement. Cela donne une possibilité plus grande de guérison, des réactions toujours adaptées à ce qui se passe, une créativité et une intuition constantes et éveillées.

➔ Un peu d'étymologie

Le terme a pour racines les mots grecs *haptein*, « toucher », et *nomos*, « la règle, la loi ».

Le toucher de l'haptonomie a donc une spécificité : il est décrit comme psychotactile. C'est un toucher respectueux, prudent, d'une grande présence et affectivité. Il amène plus à la rencontre de l'être et de sa réalité qu'à l'effet de l'acte lui-même. Il s'insère dans une écoute de l'autre et une façon d'être, philosophique, spirituelle.

Ce toucher s'acquiert petit à petit, et même si une formation pour les praticiens est nécessaire, c'est par le développement personnel qu'il devient spontané, réel et non technique.

Les différents champs d'application de l'haptonomie

- L'accompagnement prénatal, à partir de l'idée que la relation avec l'enfant se crée avant la naissance.
- L'hapto-obstétrique, pour faciliter et permettre une naissance naturelle.
- L'hapto-psychothérapie, aidant l'individu en souffrance psychique à se restaurer, rétablir sa santé psychique. Elle lui offre la possibilité de rechercher et retrouver son élan, sa force vitale.
- L'hapto-synésie, approche de santé publique pour optimiser et humaniser les pratiques.

Pendant la grossesse

LES PRINCIPES

Le sens du toucher chez le fœtus est mature dès le troisième mois de grossesse. Le bébé est donc à même de percevoir un toucher affectif provenant de sa mère ou de son père et d'y réagir. Le toucher devient le premier langage relationnel. Le lien établi, et la sécurité affective en provenant, va permettre à votre bébé de développer un sentiment de sécurité intérieure. C'est la base d'un équilibre émotionnel futur.

L'haptonomie s'adresse à la triade père, mère et enfant à naître. Le père va devoir être présent à chacune de vos séances, et de ce fait, il trouvera là un moyen important d'entrer en contact avec son bébé avant de l'avoir dans les bras.

Vous reconnaîtrez, quant à vous, les mouvements fins du bébé et tirerez de ces contacts un approfondissement de votre relation et de votre lien au bébé. Vous pourrez aussi, en l'incitant à se mettre dans une posture plutôt qu'une autre, aider la physiologie de la grossesse et parfois vous soulager de certains maux.

LA MÉTHODE

Le praticien en haptonomie va vous montrer, à vous et à votre conjoint, comment placer vos mains sur l'utérus et aller à la rencontre de votre bébé. Votre toucher doit être affectif, respectueux mais avec une certaine présence, généreux mais sans être thérapeutique, authentique et sincère. Il s'apparente au toucher tendre et protecteur à la fois que vous procurez au nouveau-né après sa naissance, sauf qu'il se fait au travers du ventre. Cette tendresse et cette présence se développent dans le toucher, petit à petit. Il faut le réapprendre pour qu'il ne soit ni sensuel ni technique.

Vous découvrirez tous les deux comment inviter l'enfant à se placer dans vos mains. Vous le sentirez se déplacer d'une main à l'autre ou d'un côté à l'autre de l'utérus. Ces mouvements ne sont pas contraints, ils répondent à un contact tendre et sécurisant par lequel le bébé prend confiance. Les mains sont placées autour du ventre, doucement, comme une invitation. Au fur et à mesure, vous vous rendrez compte de la réponse de votre enfant qui recherche le contact affectif que vous lui offrez. Il se niche, se love dans votre main, passe de l'une à l'autre, et parfois vous ne saurez plus qui mène la danse. Grâce à ces échanges, vous augmenterez aussi la confiance en vos capacités d'être mère et père et de créer du lien.

Votre conjoint apprendra des gestes qui vous positionneront toujours bien, par le centrage du bassin. Ainsi, l'enfant se retrouve bien installé dans votre giron, vous vous gardez des douleurs dans le dos, vous préparez l'accouchement en mettant l'enfant et le bassin dans le bon axe et vous libérez votre respiration.

L'haptonomie a aussi pour but de vous aider à maîtriser la douleur de l'accouchement. Avec la confiance que vous développez en vous et l'habitude du toucher relationnel, vous allez apprendre à vous prolonger dans les mains de votre compagnon. La douleur ne sera plus bloquée dans un espace donné mais s'écoulera. Vous pourrez alors l'accueillir et la laisser passer.

Votre compagnon, présent dans la relation tactile, peut adopter des postures de soutien, enveloppantes, en vous prenant dans ses bras. En vous recentrant sur le bébé quand la douleur utérine est plus importante, il vous aide à la vivre, et vous vous en détachez plus facilement. Le bébé est quant à lui toujours accompagné par votre contact affectif et celui de son père. Jusque dans la naissance se prolonge votre approche haptonomique.

Une fois né, le bébé est placé sur vous. Lorsqu'il est sécurisé et qu'il est temps pour la sage-femme de l'examiner, le père le prend de vos bras, le tient assis dans sa main et signe alors son ouverture au monde et aux autres. Il lui donne la liberté après que vous lui avez donné la vie.

→ Comment ça se passe

Les séances d'haptonomie commencent dès le quatrième mois de grossesse, avant votre perception des mouvements actifs, quand le bébé commence à percevoir votre toucher.

Vous aurez ensuite sept à neuf séances.

Vous pratiquez tous les jours, à heure fixe au début, comme pour mettre en place un rendez-vous avec votre bébé. Ensuite, vos touchers étant connus et reconnus, vous pouvez établir le lien et le contact quand vous le désirez.

En postnatal, une séance vous sera proposée pour vous voir avec votre bébé, vous montrer les ports respectueux de ses tonus de base et continuer ainsi ce que vous avez construit pendant la grossesse.

→ Témoignage

Isabelle

« C'est une vraie préparation à prendre notre place de parents. Être si proches tous les deux de notre enfant avant qu'il naisse nous a fait prendre profondément conscience de notre rôle et de la sensibilité affective du bébé. Le fait que mon mari soit là, qu'on lui montre comment le toucher, l'a autorisé à le faire. Il a été ravi, emballé même. Après, c'est moi qui parfois devais leur dire stop à tous les deux ! Il y avait une vraie communication avec le bébé, j'ai pu ressentir ses mouvements, sa présence. En plus, le travail sur mon bassin que réalisait mon mari m'a beaucoup soulagé le dos. Il savait me remettre d'aplomb.

L'accouchement a été très doux, très harmonieux même si parfois j'ai eu mal. On était tous ensemble. Mon mari s'est installé derrière moi, sur la table d'accouchement, et j'étais bien. À la naissance notre bébé nous a regardés mais il a très peu pleuré. On le sentait bien là. Depuis on a l'impression d'avoir un bébé souriant, tranquille, posé, vraiment bien arrivé. »

acte 8

La préparation aquatique

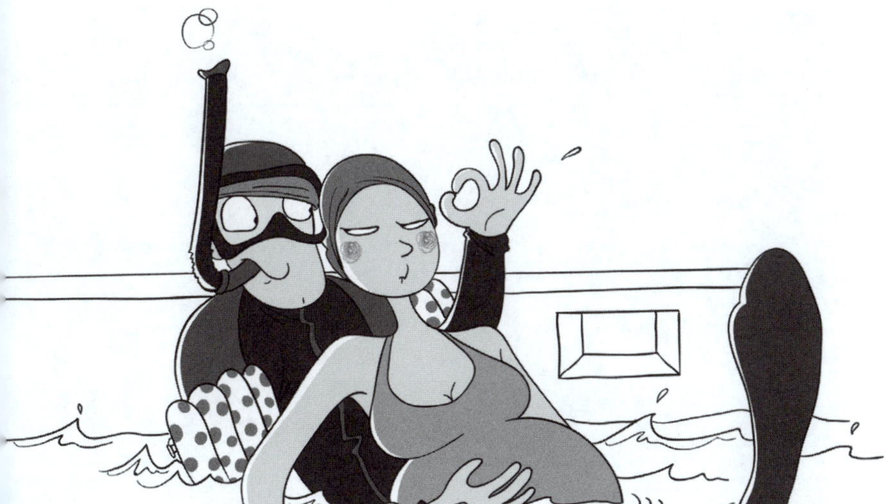

Ouverture

Se sentir légère dans l'eau, bouger son corps facilement et entièrement, se détendre et travailler sa respiration : ce sont tous les temps forts de la préparation aquatique. Profitant de votre détente, le bébé se manifeste souvent à vous par de grands mouvements.

C'est un temps d'échange privilégié avec lui.

Les principes

Un bébé étant porté dans le milieu aquatique qu'est le liquide amniotique, le rapport à l'eau pendant la grossesse est tout à fait particulier et, pour certaines femmes, il renvoie au rapport à la mère.

La préparation aquatique à la naissance ne nécessite pas de savoir nager. Seul un certificat médical d'absence de contre-indication vous sera demandé. L'eau est chauffée à 31 degrés. Les séances sont animées par un maître-nageur et, pour la surveillance médicale, une sage-femme. Vous pouvez commencer dès que vous le souhaitez, au rythme qui vous convient.

LA PRESSION HYDROSTATIQUE

Quand un corps est plongé dans l'eau jusqu'aux épaules, il flotte, et tandis qu'il est en mouvement, la pression de l'eau sur la peau crée des effets hydrostatiques. Cela aide les liquides organiques à circuler vers le haut du corps. Cette pression pousse aussi les liquides extravasculaires vers le lit des vaisseaux. La circulation en est favorisée, notamment la circulation placentaire.

Enfin, la stimulation de l'eau est un massage qui repousse les accumulations de liquide vers les tissus, puis vers la circulation d'où elles seront éliminées.

LES BIENFAITS

L'eau est un milieu enveloppant, rassurant. Ne vous étonnez pas malgré tout de voir, dans ce rapport particulier à la maternité, des émotions ou des sensations surgir. Vous avez souvent l'impression d'une harmonie, d'une symbiose avec le bébé, le sentiment de flotter ensemble, chacun dans votre piscine. Toute une dynamique et une symbolique de la naissance vont pouvoir être abordées par ce vecteur.

Vous percevez souvent de façon très fine les mouvements du bébé. C'est donc un temps d'échange approfondi, de liens affectifs renforcés. De plus, l'eau va vous masser, vous caresser. Cette caresse de l'eau, sur des zones de votre corps habituellement couvertes, vous révèle votre schéma corporel d'une autre façon. Vous ne percevez pas vos volumes comme en milieu terrestre. La pesanteur et le poids de l'utérus sont diminués et vous acquérez une légèreté appréciable dans l'eau. Votre mobilité est meilleure grâce à la flottaison. Vous pouvez donc faire des exercices beaucoup plus facilement et entretenir vos muscles, la souplesse articulaire, activer la circulation du sang et obtenir un effet drainant sur vos œdèmes.

L'activité aquatique propose aussi un travail sur la respiration. Vous exercez votre souffle en surface et sous l'eau. Vous développez votre capacité résiduelle pulmonaire sans avoir l'impression de faire des efforts. Vous approfondissez l'expiration et secondairement rendez optimale votre inspiration. À l'inspiration votre diaphragme descend et votre souffle se prolonge jusqu'au périnée. Vous apprenez à ressentir ce mouvement complet de la respiration et à la laisser s'installer sous cette forme. Vous vous rendez compte en prenant différentes positions que votre respiration n'a pas toujours la même amplitude. Puis vous tonifiez l'expiration en la freinant et en la prolongeant. Au bout du souffle, vous lâchez tout et l'inspiration se fait spontanément et naturellement. Tout cela prépare à l'accouchement, car c'est cette respiration naturelle et profonde qui vous permet de mieux accompagner la contraction utérine. Le jour de l'accouchement, n'hésitez pas à utiliser votre baignoire ou celle de la maternité pour mettre en application et poursuivre ce que vous avez appris en piscine. Tout ce qui avait une action bienfaisante pendant vos séances ne peut que vous aider. Vous pouvez vous en rapprocher de cette façon. Si vous ne pouvez retrouver le milieu aquatique, sachez que les postures travaillées dans l'eau trouvent leur équivalent sur la terre ferme. Mais vous devrez vous faire aider pour bien vous installer.

La découverte et la sensation du périnée dans de nouvelles postures plus faciles à prendre dans l'eau vous aident à en avoir conscience. Vous le travaillez autant pour le préserver du poids de l'utérus plein que pour l'assouplir et prévenir les épisiotomies ou les déchirures simples.

→ Ce qui se passe dans une séance

La séance dure environ une heure trente.

Elle commence par des exercices d'échauffement. Vous travaillez vos pectoraux, vos bras, vos jambes, votre dos, votre périnée.

Puis un travail respiratoire est effectué. Il sera varié et mis en relation avec vos différentes phases de travail d'accouchement (contraction, repos, poussée).

Un temps d'étirement musculaire suit ce travail.

Vous finissez par une relaxation, allongée sur l'eau, soutenue par des boudins flottants.

Une fois que vous êtes sortie de l'eau, un temps est réservé pour une collation et des échanges d'impressions et d'informations. Profitez-en pour poser vos questions, livrer vos sensations, afin de prolonger le travail dans l'eau par un accompagnement complet, individualisé.

Témoignage

Louisa

« C'était incroyable. Je me sentais légère dans l'eau, j'aurais pu y rester des heures. Ça a maintenu ma puissance musculaire. Et puis en flottaison j'ai pu prendre conscience de ma respiration avant d'essayer hors de l'eau. Cela m'a donné confiance dans le fait que je pouvais y arriver. Les temps d'échange à la fin complétaient bien la pratique physique, mais j'ai quand même fait quelques séances de préparation classique à côté. »

Notes

acte
9

L'ostéopathie

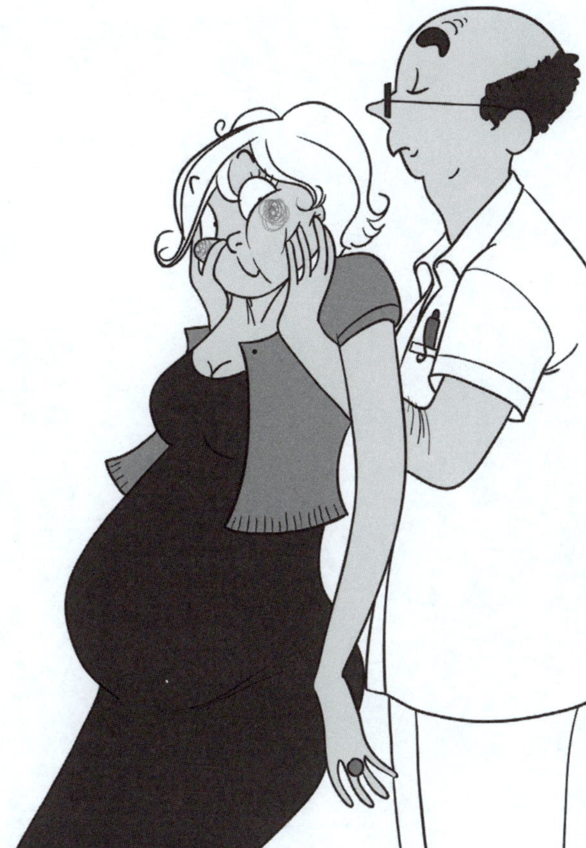

Ouverture

Travail des mouvements énergétiques par la mobilisation articulaire, l'ostéopathie va vous apporter confort et soulagement pendant la grossesse.

Mais bien plus que cela, c'est une véritable méthode de prévention par l'équilibre qu'elle offre.

Un peu d'histoire

Le docteur Andrew Taylor Still créa le concept de l'ostéopathie aux États-Unis dans les années 1850. Très vite, il s'intéressa à l'anatomie et aux mécanismes du vivant. À partir des animaux qu'il rapportait de la chasse et qu'il disséquait, il développa une connaissance précise de l'anatomie osseuse, vasculaire et nerveuse.

De plus, il assistait son père dans l'exercice de la médecine. Celui-ci soignait à l'aide de plantes, de manipulations et de petite chirurgie. Il apprit ainsi les différents gestes pour remettre en place une épaule luxée, lever une lombalgie... À force de travailler sur l'anatomie et les systèmes ostéo-articulaires, il se rendit compte que certaines articulations présentaient parfois une mobilité restreinte. Son ambition était donc de trouver d'où provenait cette restriction du mouvement et comment celui-ci pouvait être rétabli.

Opposé à l'esclavage, il s'engagea comme chirurgien dans l'armée pendant la guerre de Sécession. Il pratiqua donc la chirurgie en l'apprenant sur le tas auprès de collègues. Dans les années 1860, il poursuivit son apprentissage en entrant à l'école de médecine et de chirurgie de Kansas City. Il affirma alors que le dysfonctionnement vertébral, viscéral ou crânien pouvait avoir une répercussion sur la fonction physiologique complète de l'organe. Il admit aussi que les troubles ou les douleurs ostéo-articulaires n'étaient pas toujours d'origine traumatique. Elles pouvaient donc être traitées par des manipulations et des mobilisations spécifiques.

En 1878, il créa l'école américaine d'ostéopathie dans le Missouri. Les premiers élèves furent ses enfants. Il acquit un appareil de radiologie pour compléter ses diagnostics. Il s'enrichit des travaux de Thomas Brown sur la théorie de l'irritation vertébrale et de ceux de François Broussais sur les troubles fonctionnels liés à l'information des organes. Il développa la palpation de façon très pointue et très précise. Il souligna l'importance de l'hygiène et de l'alimentation. Pour lui, un médecin devait garder les gens en forme au lieu de les soigner une fois la maladie déclarée.

Il mourut en 1917 mais son école continua de s'agrandir. Depuis 1960, des formations à l'ostéopathie existent en France.

Les principes

LE PRINCIPE D'UNITÉ DE FONCTION DU CORPS

Quand toutes les parties du corps sont dans leur état normal, vous êtes en bonne santé. Le corps humain est un tout : il a une unité de fonction biologique, émotionnelle, spirituelle. Toute perturbation du fonctionnement dans une région du corps peut se manifester dans n'importe quelle autre région. Tout accident ou lésion dans une partie du corps a une répercussion ailleurs, voire dans la totalité du corps.

Ce principe a pour corollaire un principe d'autodéfense, d'autorégulation et d'autoguérison. Le corps possède en lui tous les moyens pour surmonter la maladie tant que la relation structure-fonction est intègre. Il possède ses propres modèles de défense.

DÉFINITION ET ÉVOLUTION DE LA LÉSION

Une lésion en ostéopathie correspond à une atteinte du mouvement d'un organe, d'un viscère ou d'une articulation. Elle peut aussi être une stagnation d'un liquide dans un endroit du corps, qui entraîne des tensions musculaires voisines.

Il est considéré en ostéopathie qu'il existe un lien particulier entre le crâne et le sacrum. Cette relation se fait par la dure-mère, au niveau du rachis, qui s'insère dans les premières vertèbres cervicales et dans les deuxièmes vertèbres sacrées. Les lésions du crâne ont une répercussion sur le bassin et inversement.

La lésion évolue de la manière suivante. Il existe d'abord un traumatisme, le traumatisme primaire. Une douleur s'installe, suivie de contractures. La douleur peut s'étendre sur des chaînes musculaires. Un déséquilibre fonctionnel ou une douleur persiste, c'est la lésion secondaire. L'évolution peut se faire sur plusieurs années.

Le traitement cherchera à rétablir les circulations du système vasculaire et lymphatique ainsi qu'une bonne mobilité articulaire. Un traitement efficace va éliminer toute gêne musculaire ou articulaire, vous redonner de la souplesse et de la mobilité.

Pendant la grossesse

Votre organisme subit un gros effort d'adaptation pour surmonter les contraintes imposées par les changements de statique, de pression abdominale.

À cause de ces modifications, vous pouvez voir apparaître :

- des problèmes mécaniques, les plus fréquents étant la sciatique, les lombalgies, dorsalgies ou cervicalgies ;
- des douleurs ou des gênes au changement de posture ;
- des modifications de la fonction respiratoire avec un essoufflement majoré ou des douleurs diaphragmatiques ;
- des difficultés digestives ;
- des problèmes circulatoires.

Quand toutes les parties du corps sont en harmonie et dans leur état normal, vous échappez à ces difficultés. C'est pourquoi tous ces signes sont à interpréter comme les symptômes d'un déséquilibre. En les traitant, vous allez au-delà d'un traitement symptomatique et partez à la recherche du nouvel équilibre lié à la grossesse. Et c'est pour cela qu'on peut considérer l'ostéopathie comme une préparation : elle est préventive et facilite chaque fois les étapes suivantes. Le travail sur le diaphragme et le bassin est donc primordial. Cela vous facilitera l'accouchement.

L'ostéopathe, par la palpation et le toucher, localisera les tensions, empêchera les stagnations, équilibrera aussi les contraintes viscérales liées à l'augmentation de volume de l'utérus. Pendant votre grossesse, les techniques utilisées sont douces et cherchent à redonner de la mobilité aux articulations coxo-fémorales, sacro-iliaques et au diaphragme. On vise une détente et une mobilisation de la colonne et du bassin en relaxant les zones hypomobiles. Le praticien procède à un rééquilibrage de vos postures.

En postnatal, vous pouvez refaire une séance pour travailler le bassin et ainsi renforcer votre statique, votre périnée et votre remise en forme.

→ Ce qui se passe dans une séance

Le diagnostic ostéopathique repose sur un questionnaire, une inspection, un bilan postural, une palpation et enfin des tests de la mobilité du sacrum et des os du bassin. L'observation de la façon dont vous portez votre grossesse, les postures dans lesquelles vous vous sentez le mieux vont renseigner l'ostéopathe sur la nature de la lésion. Des tests portant sur le bassin, le diaphragme, le sacrum et leurs mouvements sont effectués.

Ensuite commence le traitement proprement dit. En fin de séance, un test de comparaison permet d'évaluer le résultat.

Chez le nouveau-né

Charlotte Weaver, ostéopathe et diplômée en neuropsychiatrie en 1942, a beaucoup travaillé sur la boîte crânienne. Ses recherches étaient orientées vers les liens entre les lésions crâniennes et les troubles neuropsychiatriques. Elle considérait les os du crâne comme des vertèbres modifiées possédant des surfaces articulaires. Elle a travaillé à Paris.

Comme le crâne du nouveau-né se modèle pendant l'accouchement, l'ostéopathie crânienne peut redonner de la mobilité à la boîte crânienne et éviter des blocages, sources de certains troubles (pleurs incessants, reflux...).

Témoignage

Bérengère

« J'ai démarré mes séances d'ostéopathie parce que j'avais mal au dos et une sciatique rebelle. En deux séances cela m'a soulagée. Mais j'ai continué, car j'ai senti que cela me faisait du bien en général. La sage-femme ostéopathe a préservé mon énergie et a préparé mon bassin pour l'accouchement. Celui-ci s'est très bien passé, le bébé n'a quasiment pas été modelé par mon bassin. Ensuite j'ai emmené mon bébé se faire examiner. Elle m'a dit que tout était bien et elle n'a pas eu besoin de le manipuler. J'y retourne de temps en temps pour ma remise en forme et j'emmène mon bébé pour que soit porté un autre regard sur lui. »

acte
10

La méthode Bonapace

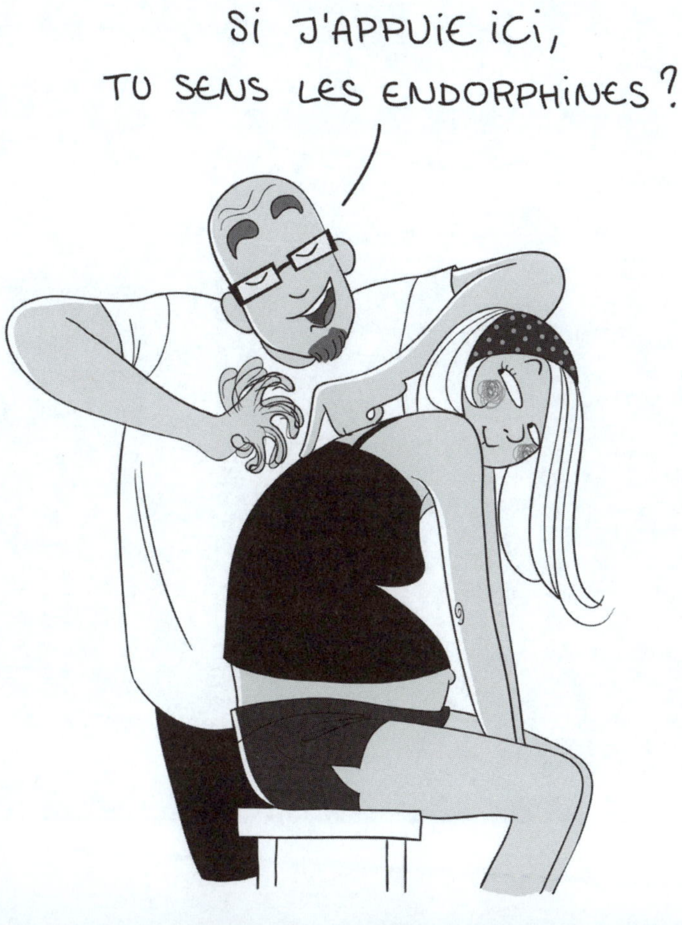

Ouverture

Récemment importée du Canada, cette méthode rassemble des éléments des autres préparations.

Elle a la particularité d'intégrer toujours le père par une approche tactile, celle du massage, et par l'accompagnement de la femme enceinte.

Un peu d'histoire

La méthode Bonapace a été créée par Julie Bonapace au Québec. Julie Bonapace est maître en éducation, médiatrice familiale. Elle est aussi diplômée en sciences et travail social. D'autres méthodes s'en inspirant fortement voient le jour en France mais ne s'affichent pas sous cette appellation.

Sa méthode aborde essentiellement le traitement de la douleur sans passer par la médication. Elle travaille sur la douleur de façon théorique et pratique, et associe les différentes techniques qui minimisent la douleur à la neurophysiologie.

Elle pense aussi que la mise en place du lien postnatal entre le nouveau-né et ses parents est facilitée s'il n'y a pas d'intervention pendant l'accouchement et si le stress est diminué. L'estime de soi est aussi renforcée, la transition est faite.

Pour cela, elle implique totalement le père, car elle dit que la présence du père diminue ou tout du moins facilite le vécu de la sensation douloureuse. Préparant, par la présence du père et son action, la relation triangulaire, la méthode favorise la mise en place des liens à trois et des interactions familiales.

Les principes

Elle part de quatre postulats :

- l'accouchement est douloureux ;
- l'organisme possède des mécanismes pour moduler la douleur ;
- une bonne préparation peut diminuer la douleur ;
- sa méthode est complémentaire des autres préparations.

LES MÉCANISMES

La méthode Bonapace utilise pour lutter contre la douleur, trois mécanismes :

- **Dévier l'attention.** Elle travaille sur un modèle réaliste de la douleur. Elle ne la nie pas mais explique très bien tous ses mécanismes. Cela vous permet d'accepter avec calme et confiance la douleur. Le travail sur la respiration ample et profonde et la relaxation avec visualisation permettent d'y associer, par une stimulation mentale, une déviation de votre attention. Vous n'êtes alors plus concentrée sur votre utérus et vous lui donnez ainsi plus d'espace. Votre contraction stimule moins les zones environnantes. Votre respiration profonde oxygène davantage vos tissus et participe à un allègement de la tension, donc de la douleur.
- **Frotter la zone douloureuse.** C'est la théorie du portillon : on agit sur la douleur nociceptive, c'est-à-dire la douleur organique pathologique ou traumatique. Cette douleur est transmise par des fibres nerveuses vers les centres supérieurs (le cerveau). Certaines fibres transmettent la douleur rapide, d'autres transmettent la douleur lente. Par un signal tactile au niveau des neurones périphériques, vous pouvez diminuer la perception de la douleur. Le frottement active un inhibiteur qui libère une substance fermant la porte aux influx nerveux nociceptifs. On procède à des massages légers, faits entre deux contractions utérines.

- **Combattre le feu.** C'est un mécanisme paradoxal. Le massage s'effectuant sur une zone gâchette, la sollicitation douloureuse de cette partie amène à une dispersion de la douleur. Ces points de massage douloureux sont empruntés aux points d'acupuncture.

→ En pratique

Afin de vous faire masser plus facilement les zones situées en bas du dos, tenez-vous assise sur une chaise, à l'envers, les bras sur le dossier, à califourchon. Si à un moment donné, la posture devient inconfortable, couchez-vous sur le côté de façon que votre dos reste accessible à votre conjoint qui vous masse.

→ Le rôle du père

Les massages sont faits par votre compagnon qui vous apporte ainsi une sécurisation, une présence affective. Cela donne une place, dans ce travail corporel, au père en devenir.

Outre les massages et les stimulations vous aidant, au besoin, à vivre les douleurs de l'accouchement, votre conjoint va découvrir les massages soulageant bon nombre de vos petits maux (comme la sciatique). Il pourra aussi s'initier aux massages de détente. Cela vous permet d'être toujours à deux autour de votre bébé.

Les séances

Elles se déroulent en quatre cours.

- **Le premier cours** va aborder avec vous toute la prévention, les postures et la respiration. On y parle aussi du travail de l'accouchement, on vous apprend à masser le piriforme. Ce muscle en forme pyramidale part des deuxième et troisième vertèbres sacrées pour aller s'insérer sur le grand trochanter (pour simplifier, l'endroit où le fémur entre dans le bassin). Faites-vous donc masser du sacrum vers l'externe de la fesse. Si votre conjoint se trouve dans l'impossibilité de faire ce massage, parce qu'il n'est pas là ou parce qu'il n'est pas disponible émotionnellement, vous pouvez vous automasser avec une balle de tennis. Évidemment, vous perdez tous les effets qui ne relèvent pas de la simple technique de message, mais vous continuez à utiliser ce que vous avez appris, tout en respectant la voie que choisit votre compagnon pour bien vivre cet évènement.
- **Le deuxième cours** travaille sur les origines et les mécanismes de la douleur. Le massage douloureux est mis en pratique.
- **Le troisième cours** aborde les positions lors du travail et de l'accouchement. C'est aussi l'occasion de faire de la relaxation et de la visualisation.
- **Le dernier cours** est un retour sur ce qui a été fait.

Témoignage

Véronique

« J'ai beaucoup apprécié la méthode Bonapace. Pendant la grossesse d'abord parce que chaque séance se passait avec mon conjoint et les massages lui permettaient de participer. En plus c'était très agréable ! Lui, il s'est senti complètement impliqué. Le jour de l'accouchement, ma respiration et les massages m'ont beaucoup aidée. Je ne voulais pas de péridurale. Les appuis à chaque contraction étaient anesthésiants, comme si ça attirait la douleur vers ce point et vers mon compagnon. Entre deux contractions, les massages doux me détendaient. À un moment, je ne supportais plus qu'on me touche, alors je me suis concentrée sur ma respiration. Je suis sûre que si mon travail a été si court, c'est pour tout cela, et parce que je n'ai, du coup, opposé aucune résistance. »

acte 11

Du côté des pères

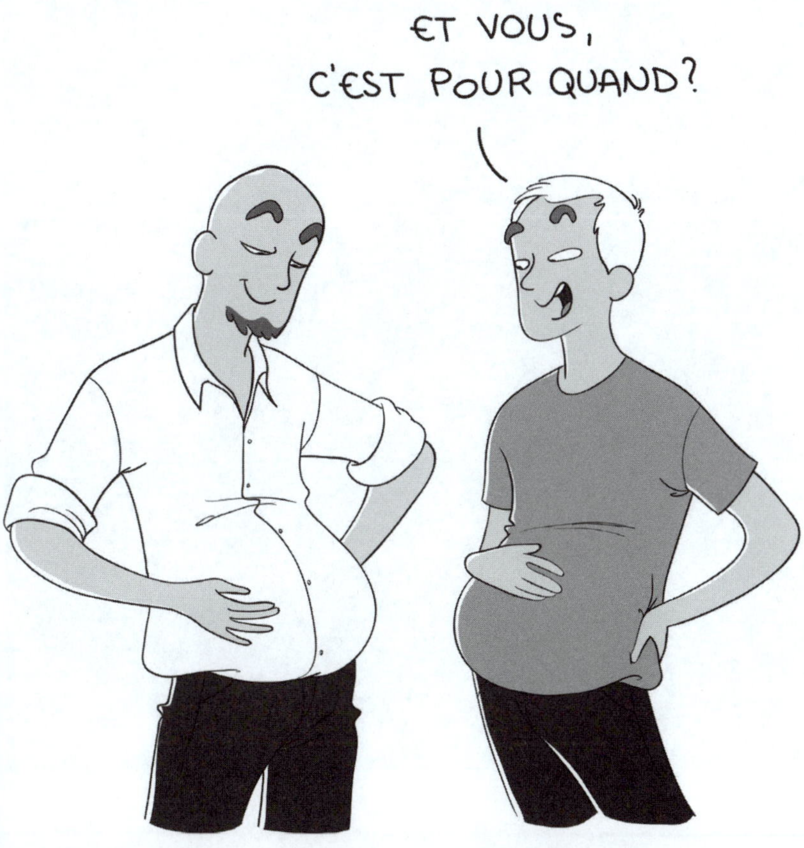

Ouverture

Proposant une préparation particulière et spécifique, ces séances s'intéressent aux hommes dans leur singularité. C'est à leurs questions spécifiques, masculines, et sans tabou, que ces rencontres permettent de répondre.

Pour arriver plus tranquille à l'accouchement, le vivre profondément et librement, puis se lancer avec puissance dans l'aventure de la paternité.

Devenir père...

La grossesse est annoncée, et du désir à l'attente, vous voilà dans la réalité : dans neuf mois, il sera dans vos bras. Neuf mois nécessaires à votre passage d'homme à père, neuf mois pour développer votre capacité à aimer et élever votre enfant. Si les temps de la grossesse et de l'accouchement sont de l'ordre de l'exclusivité maternelle, votre désir de fonder une famille, sa structuration sont un chemin commun. Commun et pourtant toujours singulier, ensemble et chacun avec soi-même et son histoire. Parfois, après un premier mouvement de joie, une certaine angoisse, des doutes ou des questionnements s'installent. Certains ne réalisent pas d'emblée cette présence nouvelle, d'autres pourtant se définissent déjà comme pères. Chacun d'entre vous va se définir à sa façon, ce n'est pas pour cela que l'investissement est moindre.

→ Témoignages

François

« Dès qu'elle me l'a dit, j'étais père. Je me sentais habité, différent. Je faisais attention à moi, à ma façon de conduire, comme déjà envahi par une obligation de présence. Heureux et pourtant déjà stressé. »

Pascal

« Moi, je me sentirai père quand il sera contre moi. »

Bruno

« Ni tout à fait le même ni tout à fait un autre. C'est progressif, tranquille. »

Puis la grossesse avance. Elle se sent changer, vous n'en voyez pas grand-chose d'autre que les désagréments (nausées, sommeil, sautes d'humeur). Mais c'est rassurant : c'est le signe que les choses évoluent. Et votre couple est parfois en décalage dans sa façon de penser cet enfant et le temps. Il vous arrive presque d'oublier la grossesse et de faire comme si la vie continuait comme avant. Elle, elle sent cette présence dans son propre corps, dont les limites changent. Parfois des incompréhensions vous séparent. Levez-les par la parole, la communication.

→ Témoignages

Pierre

« Je n'en parlais pas toujours et elle me disait : "On dirait que tu n'en as rien à faire." Mais ce n'est pas vrai, il était en moi, là. Mais je ne le porte pas pareil. »

Marc, qui touchait peu le ventre

« Elle me dit : "Il ne t'intéresse pas. Qu'est-ce que ça va être, après !" Je lui ai dit que je l'attendais, à ma façon, qu'il fallait qu'elle me fasse confiance et qu'elle arrête de vouloir me faire vivre la grossesse à sa manière. »

Que chacun accepte le temps et le chemin de l'autre, et vous vous retrouverez dans l'éclat de joie postnatal. Votre manière de vivre la grossesse est différente par le simple fait que seul l'un d'entre vous porte le bébé ; son vécu corporel lui ouvre les chemins de l'esprit et du cœur, pas le vôtre.

Vos histoires ne sont pas similaires. Elles se rejoignent dans ce projet et cette attente, mais chacune a ses détours, ses reliefs sur le chemin qui mène à votre maternité et à votre paternité. Prenez le temps de vivre sa grossesse, demandez qu'elle vous tienne au courant de ce qu'elle ressent, des ponctuations de ses examens : c'est en entrant dans le rythme de la femme que vous avancez. L'accouchement sera le trait d'union, l'accélération entre l'avant et l'après-naissance, la bascule entre deux états. Et tout ce qui ne s'est pas vécu en neuf mois va se vivre pendant ces heures-là.

Au cours de la grossesse, vous vivez aussi des moments de rencontre avec votre bébé. L'écoute, lors d'une consultation, des premiers battements du cœur, ou la visualisation par l'échographie de cette vie en elle, vous transporte souvent, vous émerveille et vous interpelle.

➔ Témoignage

Franck

« Ému, complètement ému. J'en suis resté muet quelques heures d'avoir entendu ce petit cœur battre, cette puissance de vie qui se développe. Un miracle. »

Ensuite viennent le toucher, la sensation de la vie dans votre main, un vrai contact sensoriel. Ne vous étonnez pas si au début lorsqu'elle vous dit qu'il bouge et que vous posez la main, vous ne sentez plus rien. C'est que le contact s'est établi. Ne vous arrêtez pas là, sollicitez-le, offrez-lui votre présence par toute l'affection et l'intention que vous mettez dans votre geste. Et vous le sentirez bouger. Vous ferez plus ample connaissance, et vos rendez-vous seront de plus en plus marqués.

→ Témoignage

Thierry

« La première fois que je l'ai senti bouger sous ma main, c'était incroyable. J'en avais un bonheur inouï, un sourire intérieur comme jamais. Il est venu à ma rencontre, me caresser, répondre à mon appel. Je l'aime déjà. Je ne peux plus m'en passer. Il est là, profondément ancré en moi. Encore six mois... c'est long. »

... pendant qu'elle devient mère

Tout au long de la grossesse, le corps et les limites qu'il impose à votre compagne vont changer. Elle doit le redécouvrir, l'habiter et accepter que ce ne soit plus comme avant. Tolérez, vous aussi, ce changement de rythme, d'envie. C'est aussi tout cela qui vous permet de réaliser le temps dont vous avez besoin pour connaître votre bébé et l'aider à grandir.

Vous éprouvez aussi une certaine fierté à sortir avec elle lorsqu'elle affiche ce ventre bien rond. Vous affirmez là votre puissance procréative, votre puissance masculine. Un homme capable de cela ! Vous la trouvez plus belle encore et l'image que vous lui renvoyez participe à son bien-être corporel.

→ Témoignage

Daphné

« Je me trouvais grosse, lourde. Mais lui, il me trouvait plus belle et désirable que jamais. Je ne sais pas pourquoi, mais moi, ça m'a aidée à vivre ce corps nouveau. »

Ne la surprotégez pas. Aidez-la parfois à ne pas trop se fatiguer. Pour le reste, ayez confiance en elle. La femme est un excellent moniteur de sa grossesse pour ce qui est de la vitalité fœtale et de l'activité de son utérus. Si elle vous dit que tout va bien, laissez-lui la liberté de faire ce qui lui plaît. Ce n'est pas vous qui ressentez les choses en direct, et pour avoir le bébé dans les bras, il faut attendre le déroulement de la grossesse, avec toutes les inconnues qui l'accompagnent. En vous fiant à ce qu'elle ressent et à ce qu'elle vous en raconte, vous l'aidez à bien porter.

Prenez part aux questions d'intendance. Préparer la venue de l'enfant est une façon de le rendre présent, de prendre une place unique dans cette attente, de l'accueillir dans vos pensées et votre amour.

→ Témoignage

Raphaël

« Préparer la chambre, c'est matérialiser l'irrationnel ; rendre physiquement présent notre bébé, me préparer. »

Surtout vivez les choses à votre manière, mais ne restez pas seul. Invitez-vous aux séances de préparation à la naissance qui ne sont pas uniquement centrées sur la femme. Vous êtes acteur à part entière. La démarche vous appartient : si vous ne la faites pas, vous ne serez pas accompagné sauf en salle de naissance. Mais alors vous aurez laissé passer tout un temps, et vous ne pourrez que porter un regard passif sur l'évènement.

Vivez les choses pleinement. Comme pour votre femme, c'est une histoire qui se vit plus qu'elle ne se pense.

Le jour de l'accouchement

En salle de travail, vous découvrez votre conjointe sous un jour nouveau, forte, plaintive peut-être, douloureuse. Prenez du recul, sans quoi tout ne sera que souffrance pour vous et vous aurez du mal à le vivre bien. Si vous voulez l'aider, sécurisez-la affectivement. Plus elle se sent entourée, mieux elle peut s'occuper d'elle. Ensuite, suivez vous aussi le rythme qu'impose le travail de l'utérus. Laissez-la tranquille ou répondez à son appel pendant la contraction. Méfiez-vous de vos gestes de tendresse spontanés, vous pouvez la déstabiliser.

→ Témoignage

Jean

« Je suis venu la caresser pour l'aider pendant la contraction et elle m'a envoyé sur les roses. Et pas aimablement. Alors après j'attendais et elle me reprochait de ne rien faire. Je ne savais plus où j'en étais ! »

Entre deux contractions, aidez-la à se détendre, à récupérer. Caressez-la, massez les zones tendues, distrayez-la. Quand la contraction revient, mettez-vous en retrait. Mais ne vous forcez pas à faire quoi que ce soit qui ne vous conviendrait pas. Allez plutôt chercher la sage-femme.

Dans la phase d'expulsion il faudra que vous respectiez la place que la femme veut bien que vous preniez. Discutez de cela avec elle en fin de grossesse pour que cela ne soit pas facteur de gêne le jour J et ne provoque pas des difficultés futures dans votre rapport au corps de l'autre.

Enfin l'enfant paraît. Après qu'il s'est sécurisé dans les bras de sa mère, prenez-le dans les vôtres, peau à peau. Et ça y est : vous êtes pris dans un filet d'amour pour la vie entière.

→ Témoignage

Pablo

« Jamais je n'oublierai ce sentiment que m'a procuré la première fois où j'ai eu mon bébé contre moi. J'ai ouvert ma chemise et je l'ai mis là. Cette peau, cet être neuf, vierge de tout, confiant, avide d'amour, abandonné à ma présence ; c'était unique, magique, bouleversant. J'ai reçu une grande claque ce jour-là ! »

Les groupes de pères

Si les hommes peuvent assister et participer aux séances de préparation à la naissance, ils restent souvent aux côtés de la femme, en soutien, pour elle. Les groupes de pères sont organisés pour accompagner les hommes dans leur singularité, libres de paroles et avec leurs spécificités. Car si l'homme n'accouche pas physiquement, il accouche toutefois de toute son histoire pour devenir père.

Et c'est la première des choses que la sage-femme va vous rappeler, apprendre à votre conjointe, et que vous ne devez pas oublier. Vous n'êtes pas seulement compagnon de votre femme ; vous êtes encore moins sa sage-femme ou son thérapeute. Vous êtes un homme traversé d'émotions, acteur à part entière dans l'histoire de la naissance. Il faut donc que vous abordiez ces temps de la grossesse et de l'accouchement en pensant à ce que vous voulez vivre, à la place qui vous convient le mieux.

➔ La place du père

Accompagner sa compagne dans la naissance, ça ne veut pas dire se forcer à aller en salle d'accouchement. L'important, c'est de s'arrêter de faire tout autre chose quand elle accouche, de se mettre dans le même espace-temps. Ce temps d'arrêt permet à l'homme de vivre en accéléré tout ce qui pour lui n'a pas mis neuf mois à s'élaborer, et permet à la femme de ne pas être seule. Quand elle sait que quelqu'un l'attend de l'autre côté du gué, elle peut plus facilement traverser la rivière dont elle ne connaît ni la force du courant ni la profondeur de l'eau. Elle est affectivement sécurisée. Et cela est irremplaçable.

Les groupes de pères permettent aux hommes de faire leur choix librement et d'oser le raconter à leur compagne. Cela vous permet de parler de vos angoisses, de vos doutes ou de vos joies. D'être vous-même accompagné. Vous n'êtes plus seul à vous débrouiller avec vous-même, des réponses vous sont données au fur et à mesure où elles se posent. Vous arrivez alors à l'accouchement serein et confiant et vous vous engagez d'autant mieux dans ce temps-là. Ayant plus confiance en vous, vous êtes souvent plus à même de répondre à la demande de votre compagne, sans contrainte, et d'accueillir le nouveau-né. Il vous est bien dit de prendre votre place en maternité, d'oser vous exprimer, de vous laisser aller à vos élans, dès la salle de naissance. Vous pouvez entrer et sortir des salles d'accouchement, déplacer un siège, vous installer avec votre compagne sur le lit d'accouchement. Prenez des initiatives, osez sans demander l'autorisation : il faut que vous l'ayez entendu avant pour pouvoir être tranquille et libre le grand jour.

C'est aussi l'occasion de faire de la prévention sur le postnatal et la vie future en rappelant aux hommes l'engagement de présence qu'ils ont pris auprès de cet enfant à naître. Engagement d'un devoir-faire contenu dans l'idée même de le mettre au monde mais qui prend maintenant une réalité bien concrète. Engagement de l'aider à grandir maintenant que la mère l'a aidé à naître. Engagement absolu face à l'immanence du devoir-être du nouveau-né. Mais c'est aussi un engagement qui ouvre un chemin de plaisir et de spiritualité. Il n'est pas toujours simple pour eux de l'affirmer dans le monde social, en particulier dans le monde professionnel. En le formulant avant, ils évitent d'être toujours en porte-à-faux dans leur désir et de n'être bien nulle part.

C'est aussi les rassurer sur le fait que, si un enfant change toute une vie parce qu'il les fait devenir pères, ce n'est pas incompatible avec une vie d'homme singulière. Et que lorsque tout fonctionne dans tous les axes, père-mère, père-enfant, mère-enfant, c'est plus une chance qu'une fatalité.

→ Comment ça se passe

Les groupes de pères sont différemment organisés. Parfois se mélangent les hommes attendant un enfant et ceux qui viennent d'être pères. D'autres groupes les distinguent les uns des autres. Certains thématisent les séances, d'autres abordent l'ensemble des questions sur une séance. Certains sont sur rendez-vous, d'autres à date fixe mais d'entrée libre. Peu importe. L'essentiel est la proposition qui est faite d'accueillir les hommes pour ce qu'ils sont. Alors quand il en existe un près de chez vous, n'hésitez pas à vous y rendre. Renseignez-vous auprès de votre maternité, des PMI, de vos amis.

Carnet d'adresses

Académie de sophrologie
87 bd Suchet, 75016 Paris
Tél. : 01 45 20 19 94
www.académie-sophrologie.fr

Association française d'acupuncture
Tél. : 01 42 52 59 07

Association française de chant prénatal
(auteur des deux exemples de chanson)
Marie-Anne Sevin
Tél. : 01 55 48 07 32 ou 08 71 74 56 54 (prix d'un appel local)
www.chant-prenatal.com

Association nationale maternité et natation
5 avenue Gabriel Péri, Le Plessis-Robinson
Tél. : 01 46 30 35 24
www.annm.fr

Centre international de recherche et de développement de l'haptonomie
Mas del ore 66400 Oms
CIRDH Île-de-France, BP 10022
75921 Paris cedex 19
www.haptonomie.org

Centre national d'information sur les droits des femmes et des familles
7 rue du Jura, 75013 Paris
Tél. : 01 42 17 12 00
www.infofemmes.com

Collectif interassociatif autour de la naissance
http://ciane.info

Comité national contre le tabagisme
31 avenue du Général Michel Bizot, 75012 Paris
Tél. : 01 55 78 85 10
www.cnct.org

Conseil de l'ordre des sages-femmes
www.ordre-sages-femmes.fr

Fédération des activités aquatiques d'éveil et de loisirs
5 cité Griset, 75011 Paris
Tél. : 01 43 55 98 76
www.fael.asso.fr

Fédération française de hatha-yoga
50 rue Vaneau, 75007 Paris
Tél. : 01 42 22 80 11
www.ff-hatha-yoga.com

Fédération française de yoga
11 passage Saint-Pierre Amelot, 75011 Paris
Tél. : 01 47 00 26 12
www.yoga-paris.com

Fédération nationale de médecine traditionnelle chinoise
7 rue Louis Prével, 06000 Nice
Tél. : 09 50 30 48 70
registre@fnmtc.fr

Méthode Bonapace
www.bonapace.com

Mouvement de la condition paternelle
144 avenue Daumesnil (siège social), 75012 Paris
Tél. : 01 43 41 45 18
www.fmcp.org

Société française de sophrologie
24 quai de la Loire, 75019 Paris

Index

N

O

P

R

S

→ Notes